すぐに使える 痛みの漢方診療 ハンドブック

現代に合わせた
本格的な漢方薬の応用
──病態と漢方薬の特性を捉える

世良田和幸
平田道彦
中西美保

A5判・192頁　2019.7.　ISBN978-4-524-25258-9
定価(本体**3,500**円+税)

主　要　目　次

第1部　痛みに対する漢方治療の実際
　1.全身にみられる痛み
　2.頭痛(風邪などによる頭痛,片頭痛,緊張性頭痛,群発頭痛,脳脊髄液減少症)
　3.顔面痛
　4.頸肩上肢痛
　5.胸背部痛
　6.腰下肢痛
　7.肛門部,会陰部の痛み
　8.月経関連痛,更年期障害
　9.心因性疼痛
第2部　総論
索引

患者さんの状態に合わせて処方するべき
漢方薬がマトリックスからひと目でわかる！

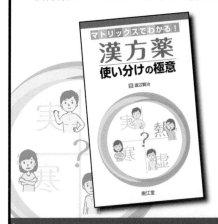

マトリックスでわかる！ 漢方薬 使い分けの極意

著　渡辺賢治

新書判・182頁　2013.4.　ISBN978-4-524-26434-6
定価(本体**2,800**円+税)

南江堂　〒113-8410　東京都文京区本郷三丁目42-6　(営業) TEL 03-3811-7239　FAX 03-3811-7230

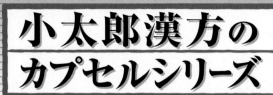
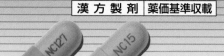
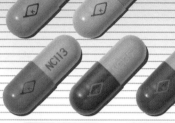

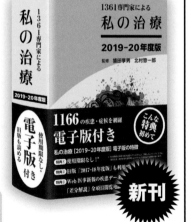

直感を鍛える！ 推論を深化させる！

診断推論 奥義伝授

著 **野口善令**
名古屋第二赤十字病院副院長／
第一総合内科部長

電子版付
巻末のシリアルナンバーで
無料閲覧できます

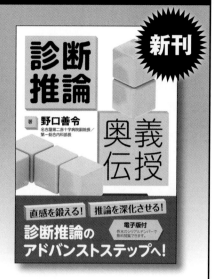

新刊

直感を鍛える！ 推論を深化させる！
診断推論の
アドバンストステップへ！

◆臨床経験を積んでいけば、直感的に診断名がひらめくことは増える一方、どうしても分析的・系統的なアプローチが必要な場面にも遭遇するようになります。非特異的な訴え……なじみのない訴え……複数の箇所に出現している所見……。そんなとき、どのように推論を組み立てていけばいいのか？

◆すでに一般的になっている「診断推論」の弱点を補強し、疑問を掘り下げることで上級レベルの診断推論が身につく一冊です。

◆「直感を鍛える・推論を深化させる」をテーマに、一歩進んだ診断推論の奥義をDr.野口が伝授します！

A5判・252頁・2色刷　定価（本体4,200円＋税）　ISBN 978-4-7849-6265-5　2019年8月刊

▶**1章 イントロ**
　1 診断が難しいとは何を意味しているのだろう
▶**2章 「直感」と「推論」**
　1 認識の方法
　2 直感の強みと弱み
▶**3章 直感をみがく**
　1 ゲシュタルトを鍛える
　2 典型と非典型
　3 ゲシュタルトを把握するツール
▶**4章 推論をみがく**
　1 「推論」の成り立ち
　2 複雑症例の攻略
　3 Occam's razor vs Hickam's dictum
　4 Too many differentials will kill you
▶**5章 診断推論のフレームワーク**
　1 Pivot & cluster strategy (PCS)
　2 Horizontal-vertical tracing (HVT)
　3 Treat／no Treat, Treat／Test／Wait
▶**6章 診断の地雷疾患**
　1 急性喉頭蓋炎
　2 くも膜下出血
　3 急性冠症候群（ACS）
　4 大動脈解離
▶**column**
　1 直感？　直観？
　2 ピザのゲシュタルト
　3 ゴールドスタンダードを考える
　4 意識下を動かす
　5 診断特性
　6 事前確率
　7 ワーキングメモリ
　8 アドバンストステップの推論の話題
　9 AI（人工知能）と診断

日本医事新報社
〒101-8718　東京都千代田区神田駿河台2-9

ご注文は
TEL：03-3292-1555
FAX：03-3292-1560
URL：https://www.jmedj.co.jp/

書籍の詳しい情報は
小社ホームページをご覧ください。

医事新報　検索

プライマリケアで漢方を使いこなしたい方へ **充実の増補改訂版！**

ジェネラリストのための"メンタル漢方"入門 第2版

抗うつ薬・抗不安薬を使うその前に

著　宮内倫也　精神科医

新刊

電子版付き！
巻末のシリアルナンバーで無料閲覧できます。

向精神薬を出す前に、漢方薬という選択肢を考えてみませんか？

◆漢方ビギナーの先生方に贈る、"メンタル漢方"入門書です。

◆抑うつ、不安、不眠、認知症BPSD、身体化障害に使える漢方処方を紹介。生薬の作用を知ることで、処方の意味や使い分けがわかるようになります。

◆軽度の精神症状の初期治療として、向精神薬の補助として、漢方薬を上手に使いこなしましょう！

A5判・320頁・2色刷　定価（本体3,800円＋税）　ISBN 978-4-7849-4456-9　2019年9月刊

実践　いつもの診療に漢方を加えて治療の引き出しを増やす！

子どもの漢方

著　黒木春郎　外房こどもクリニック理事長

西洋薬で対応できないとき、効果が十分でないとき、西洋医学でその概念がない病態をみるとき、"漢方"という選択肢を持っていると診療の幅が広がります。

電子版付き

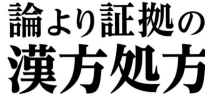

好評発売中

A5判・178頁・2色刷　定価（本体3,800円＋税）
ISBN 978-4-7849-4777-5　2018年8月刊

論より証拠の漢方処方

編著　髙山　真　東北大学病院総合地域医療教育支援部・漢方内科 准教授

研修医や学生への指導経験豊富な執筆陣が、臨床研究とエビデンスをもとに西洋医学的アプローチで漢方の使い方を解説します。

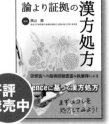

好評発売中

B5判・186頁・2色刷　定価（本体4,000円＋税）
ISBN 978-4-7849-4760-7　2018年4月刊

漢方薬にもエビデンスが！これを読めば腑に落ちる！

日本医事新報社

〒101-8718　東京都千代田区神田駿河台2-9

ご注文は
TEL：03-3292-1555
FAX：03-3292-1560
URL：https://www.jmedj.co.jp/

書籍の詳しい情報は小社ホームページをご覧ください。

医事新報　検索

広告4

巻頭言

　前版のjmedmook「あなたも名医！漢方を使いこなそう」が発刊されて，早7年が経過しました。本誌は好評を博したとのことで，出版社の方から改訂の話が持ち込まれましたが，漢方治療においては，漢方薬の使い方自体が大きく異なることはそれほどないので，治療法の変化が多い近代医学のように改訂する必要があるかどうか悩みました。

　しかしこの7年の間に，漢方医学など伝統医学を取り巻く環境に変化があり，そして何よりエビデンスを重視する現代医学・医療において，漢方薬にも着実にエビデンスが集積しつつあることを示す意義があるのではないかと考え，改訂をお引き受けしました。

　総論部分では「漢方をめぐる最近の話題」という項目を1章01に新たに設け，国際的話題としてWHOのICD-11にICD史上初めて伝統医学が追補として導入されたことや，国際標準化機構(ISO)の現状について紹介しました。国内的話題としては，日本老年医学会が提唱する「フレイル」と漢方医学における「腎虚」の類似性が近代医学の側からも指摘されてきていること，厚生労働省のがん対策加速化プランの支持療法のひとつに漢方治療の研究推進が記載されたこと，漢方治療が費用対効果の面でも有用な治療である可能性が示されたこと，高齢者医療における漢方治療への期待について紹介しました。また，漢方治療の前提となる生薬の安定供給の問題にも触れています。

　1章03「日常診療で漢方を上手に使うために知っておきたいことあれこれ」では，山梔子による副作用としての腸間膜静脈硬化症について触れ，また漢方薬の多剤併用療法を避けるための考え方を追加しました。

　治療各論の項目に変更はなく，それぞれの内容も基本的には前版を踏襲しています。ただ，各疾患の診療ガイドラインに記載のある漢方薬については，主なものを挙げてもらうことにしました。

　本誌を日常診療に役立てて頂くとともに，本誌を通して伝統医学が国際的にも認知され普及が図られようとしていること，そして近代医学からも漢方医学への関心が高まりつつある現状を理解して頂けたらと思います。

2019年10月　　　　新潟医療福祉大学医療経営管理学部医療情報管理学科教授

佐藤　弘

CONTENTS

よくある症状の治療選択肢にプラス！
漢方を使いこなそう ver.2

jmedmook 64
2019年10月

	巻頭言	佐藤　弘	
第1章	**初めて漢方を使うジェネラリストのために—押さえておきたい用語と基本的知識**		
01	漢方をめぐる最近の話題	佐藤　弘	**1**
02	漢方処方に際して最低限知っておきたい用語はこれだ！	佐藤　弘	**4**
03	日常診療で漢方を上手に使うために知っておきたいことあれこれ	佐藤　弘	**12**
第2章	**全身症状のみられる患者さんでどう使う？**		
01	易疲労・倦怠感	稲木一元	**19**
02	発汗・寝汗	新　桂一	**23**
03	浮腫	永尾　幸	**27**
第3章	**消化器症状のみられる患者さんでどう使う？**		
04	食欲不振	中村東一郎	**31**
05	胃もたれ	佐藤　弘	**35**
06	胸焼け	久保田達也	**39**
07	悪心・嘔吐	黒川貴代 佐藤　弘	**42**
08	腹痛・腹部膨満感	安斎圭一	**46**
09	便秘・下痢	太田惠一朗	**51**
第4章	**呼吸器・循環器症状のみられる患者さんでどう使う？**		
10	咳・痰	田中博幸	**55**
11	胸痛・胸部不快感	溝部宏毅	**60**
12	動悸	盛岡頼子	**63**
第5章	**精神・神経症状のみられる患者さんでどう使う？**		
13	不眠	杵渕　彰	**66**
14	頭痛	石田和之	**70**
15	易怒性（認知症の行動心理症状を含む）	久永明人 水上勝義	**77**
16	うつ症状	山田和男	**80**

第6章　耳鼻咽喉科・眼科症状のみられる患者さんでどう使う？

17	めまい	齋藤　晶	83
18	鼻水・鼻づまり	山本千賀	87
19	咽喉頭異常感	丹波さ織	90
20	流涙症──アレルギー性結膜炎	日比野久美子	94

第7章　泌尿器・婦人科症状のみられる患者さんでどう使う？

21	頻尿・排尿困難	池内隆夫 関口由紀	98
22	月経不順・月経困難	松本大樹	103
23	更年期障害──冷え・のぼせ	向井治文	107
24	不妊	金倉洋一	111

第8章　皮膚症状のみられる患者さんでどう使う？

| 25 | かゆみ | 近藤亨子 | 115 |
| 26 | 蕁麻疹 | 磯村知子 | 118 |

第9章　運動器症状のみられる患者さんでどう使う？

27	腰痛	関　直樹	121
28	膝関節痛	八代　忍	124
29	肩の痛み──肩関節痛	東儀　洋	129
30	肩こり	萬谷直樹	134
31	しびれ	石渡雅男	137
32	筋痙攣・筋肉痛	磯部秀之	140
33	手足のほてり	木村容子	145

第10章　小児の患者さんでどう使う？

| 34 | いわゆる虚弱児 | 藤井泰志 | 149 |

| 索引 | 153 |

執筆者一覧（掲載順）

佐藤　弘	新潟医療福祉大学医療経営管理学部医療情報管理学科教授
稲木一元	新宿つるかめクリニック内科・漢方内科
新　桂一	東京女子医科大学附属東洋医学研究所
永尾　幸	香川大学保健管理センター医学部分室准教授
中村東一郎	中村医院院長
久保田達也	久保田内科医院院長
黒川貴代	東京女子医科大学附属東洋医学研究所
安斎圭一	安斎外科胃腸科医院副院長
太田惠一朗	TKC 東京クリニック院長
田中博幸	曙クリニック院長
溝部宏毅	小金井つるかめクリニック漢方科
盛岡頼子	成城漢方内科クリニック院長／東京女子医科大学附属東洋医学研究所
杵渕　彰	漢方医学研究所青山杵渕クリニック所長
石田和之	日産厚生会玉川クリニック内科部長／東京女子医科大学附属東洋医学研究所
久永明人	証クリニック併設和漢診療研究所所長
水上勝義	筑波大学大学院人間総合科学研究科スポーツ健康システム・マネジメント専攻教授
山田和男	東北医科薬科大学病院精神科
齋藤　晶	和光耳鼻咽喉科医院院長
山本千賀	島﨑耳鼻咽喉科院長
丹波さ織	洪福寺耳鼻咽喉科院長
日比野久美子	真清クリニック院長
池内隆夫	介護老人保健施設グレースヒル・湘南施設長
関口由紀	女性医療クリニック LUNA グループ理事長
松本大樹	大崎市民病院産婦人科科長
向井治文	大和レディース・クリニック院長
金倉洋一	かなくらレディスクリニック院長
近藤亨子	こんどうクリニック院長
磯村知子	磯村クリニック院長
関　直樹	東洋医学研究所附属クリニック漢方内科
八代　忍	大田原中央クリニック院長
東儀　洋	赤羽牧洋記念クリニック副院長
萬谷直樹	ベイサイドクリニック院長
石渡雅男	いしわた医院院長
磯部秀之	埼玉医科大学病院東洋医学科診療部長
木村容子	東京女子医科大学附属東洋医学研究所准教授
藤井泰志	南大沢メディカルプラザ 2 副院長

■ 1章：初めて漢方を使うジェネラリストのために──押さえておきたい用語と基本的知識

01 漢方をめぐる最近の話題

結論から先に…

- 伝統医学を見直し，診療に導入しようとする機運は世界的にも，これまで以上に高まっている。
- 漢方をめぐる国内外の最近の話題としては，以下が挙げられる。

〈国際的話題〉
① ICD-11に伝統医学の章が導入
② 国際標準化機構 (ISO) の問題

〈国内的話題〉
① フレイルと腎虚との類似性
② がんの支持療法と漢方治療
③ Cost saving の可能性と漢方薬
④ 高齢者医療の抱える問題点と漢方
⑤ 原料生薬の安定的確保

1 国内外における漢方をめぐる最近の話題

■ 医師の90％以上が漢方薬を使用すると言われており，漢方薬は日常臨床の場で不可欠な治療薬といえるでしょう。一方，伝統医学を見直し，診療に導入しようとする機運は世界的潮流となっています。本項では，漢方薬をめぐる最近の話題について概説します。

2 漢方をめぐる国際的話題

① ICD-11 に伝統医学の章が導入

■ 2019年5月，WHO世界保健総会においてICD-11が採択されました。10年以上にわたる検討の結果，ICD史上初めて，伝統医学の章が正式に導入されたのです（当初期待された本章ではなく，supplementaryとしてではありますが）。

■ 今回対象となった伝統医学は，古代中国を起源とする医学体系で，主に日中韓3国の合意に基づいて決められました。漢方医学でいう「病名」に相当する事項を"disorder"，「証」に相当する事項を"pattern"としています。

■ 厚生労働省はこの伝統医学を含めICD-11の導入を決めており，今後，西洋医学的病態と伝統医学的病態や，それぞれの医学における治療との関連性などのデータ蓄積が期待されます。

■ 日本は近代医学が主体ですが，伝統医学も保険医療制度の中に組み込まれており，独自の医療システムを有しています。日本には，こうした新しい医学システムの世界への発信が期待されています。

② 国際標準化機構（ISO）の動向

■ 国際標準化機構（International Organization for Standardization；ISO）では，伝統医学の標準化が議論されています。標準化の規格の内容としては，生薬，生薬製剤，鍼灸機器，診断機器，そして用語などがあります。

■ 中国が金銭的・人的に豊富な力を発揮し，標準化の主導権を握っています。ISOで標準化が決められると，基本的には各国への拘束力を有しており，日本国内への影響も懸念されます。ISOは本来，物の標準化を行ってきましたが，中国は教育など多くの事項の標準化も行おうとしており，日本への影響が及ばないよう対応していく必要があります。

3 漢方をめぐる国内的話題

① 近代医学からの漢方医学的病態への関心──「フレイル」と「腎虚」

■ 日本老年医学会が2014年5月に「フレイル」なる概念を提唱しました。これは「加齢とともに心身の活力（たとえば筋力や認知機能など）が低下し，生活機能障害，要介護状態，そして死亡などの危険性が高くなった状態（介護前段階）」とされる病態です。この概念で何より重要なことは，適切な介入により元の状態に戻りうるということです。

■ 漢方医学では，こうした加齢現象を「腎虚」とする考えがありました。老年病の立場の先生方から「フレイル」を「腎虚」との類似性において把握する考えが出てきたことに興味をひかれます。今後，老年病学と漢方医学との共同研究が期待されます。

② 国が認めた「がんに対する支持療法としての漢方治療」

■ 厚生労働省は2015年12月に「がん対策加速化プラン」を発表しました。その中の「3.がんとの共生～がんと共に生きる～（2）支持療法の開発・普及」の項には，「特に術後の合併症・後遺症を軽減する観点から，栄養療法，リハビリテーション療法や漢方薬を用いた支持療法に関する研究を進める」と記載されています。

■ がん治療の支持療法のひとつとして，国が漢方治療研究の必要性を認めることになりました。がん治療に伴う副作用などに対しては，牛車腎気丸（しびれ），半夏瀉心湯（口内炎），六君子湯（がん悪液質）などが有効と報告されています。

③ Cost savingの費用対効果が期待される漢方薬

■「医療費の増加をいかに減らすか」が行政上の課題として議論されています。医療費の

増大を抑制するひとつの方法として,「医薬品の費用対効果」の検討が行われています。

■ 費用対効果は3種のパターン, すなわち①cost effective, ②cost ineffective, ③ cost savingに分類できます。ビッグ・データを用いた解析からは, 大腸癌入院患者における大建中湯(イレウス管挿入期間の短縮), 慢性硬膜下出血患者における五苓散(穿孔洗浄術後の再手術減少)投与により, ③すなわち, 効果とともに入院医療費の減少がみられたことが報告されています。漢方治療は医療経済的にみても有用な治療手段である可能性を示しています。

④ 高齢者医療と漢方

■ 超高齢社会に突入した日本では, 高齢者医療の在り方が問題になっています。高齢者の疾患の特徴である多臓器疾患を反映した多剤併用の問題, 近代医薬品の副作用の問題などがあります。

■ 加齢に伴う種々の病態に対し, 漢方薬が効果を有していることがわかってきました。たとえば牛車腎気丸の筋量増加, 六君子湯の食欲不振改善による低栄養への対応, 補中益気湯の炎症抑制, testosterone・DHEAS増加, 脳卒中における合併症の減少, COPDにおける感冒罹患率減少・体重増加, 抑肝散の骨折率低下などが挙げられています。

■ 漢方薬の特徴として, 複数の症状に対応可能で免疫力を高める作用を有しており, 近代医薬品では対応困難な症状・病態にも使用可能なことが挙げられます。こうした特長を有する漢方薬は, 高齢者に対する治療において今後ますますその役割が期待されます。

⑤ 原料生薬の安定的確保のために

■ 漢方薬の原料となる生薬の80％は中国からの輸入に頼っています。中国の国内事情を反映して一部の生薬の価格が高騰しており, たとえば阿膠のように大幅な逆ザヤのため, 健康保険では事実上使用できない状況も生じています。

■ 将来的には, 中国から輸入する生薬の値段は上昇することが予想されており, 日本で漢方治療を行う上では, 中国以外の国からの輸入あるいは国内での生薬栽培の推進などを図る必要があります。

4 おわりに

■ 漢方をめぐる最近の国内外の話題について述べました。日本で実施されている東西両医学の統合された医療システムの発展がますます望まれます。

(佐藤　弘)

■ 1章：初めて漢方を使うジェネラリストのために──押さえておきたい用語と基本的知識

02 漢方処方に際して最低限知っておきたい用語はこれだ！

> **結論から先に…**
> - 温めると改善が得られる病態を「陰証」，冷やすと改善される病態を「陽証」と呼ぶ。
> - 「虚」とは元気がない状態，「実」とは体内に病的産物が存在する状態。
> - 「気」「血」「水」は体内を循環する要素であり，これらの間で調和がとれ，順調にめぐっている状態を健康と考える。
> - 「五臓」とは肝，心，脾，肺，腎を指す。
> - 「四診」は漢方医学における診察法で，「望」とは視覚を，「聞」は聴覚あるいは嗅覚を，「問」は言葉による情報のやりとりを，「切」とは触覚を通して情報を得る診察法を指す。

1 陰陽・虚実ってなんだ？

①陰陽──温めるか？ 冷やすか？

- 病気の中には，温めると症状の改善が得られたり，反対に悪化したりする症状が経験的に知られています。前者では慢性の疼痛，後者では急性の炎症がその一例と言えます。
- 漢方医学では，個々の生薬に「温める」「冷やす」「どちらでもない」という性質があると考えます。たとえば，生姜，附子（トリカブトの根）などは温め，石膏，黄連などは冷やすと考えています。
- そして，温めると改善が得られる病態を「陰証」，冷やすと改善が得られる病態を「陽証」と呼んでいます（**表1**）。

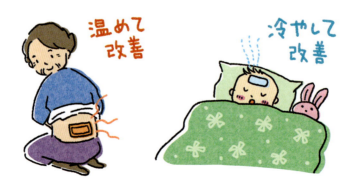

表1 病態把握からみた陰陽概念と治療

	陽	陰
概念	熱のある状態 症状が表に現れやすい状態 新陳代謝の亢進している状態	冷えている状態 症状が表に現れにくい状態 新陳代謝の低下している状態
生薬	冷やす作用を有する薬物が有効 石膏, 黄連など	温める作用を有する薬物が有効 附子, 乾姜, 呉茱萸, 当帰など
処方	白虎加人参湯, 黄連解毒湯など	真武湯, 人参湯, 大建中湯, 呉茱萸湯, 当帰芍薬散など
症候	暑がり 顔が赤い 患部の赤みが強い 熱感が強い 口渇が強い 尿量が少ない 濃い色の尿・分泌物	寒がり, 冷え症 顔が蒼白 患部の赤みが乏しい 熱感が弱い・ない 口渇が弱い・ない 尿量が多い 薄い色の尿・分泌物

②虚実──補うか？ 排除するか？

■ 虚実という概念（**表2**）も漢方においては重要です。

■ 虚とは, 要するに元気がない状態を指します。以下の項で述べる「気」の働きが低下した状態です。この病態を「虚証」と呼び, 人参, 黄耆, 膠飴などを含む処方で対処します。

■ これに対し実とは, 体内に病的産物が存在する状態です。身体表面に病的産物があれば発汗などにより, 身体内部にあれば瀉下や利尿により, 病的産物の排除を図ります。前者では桂皮や麻黄が, 後者では瀉下に大黄が, 利尿に茯苓, 朮, 沢瀉などが用いられます。これらのほかに, 身体内部で病的産物を中和してしまう治療があります。「和解」と呼ばれ, 柴胡が配合された柴胡剤を用います。

表2 病態把握からみた虚実概念と治療

	実	虚
概念	元気の保たれている状態 闘病反応を強く示している状態 一般には体力の強い人にみられる （攻撃的治療が可能である）	元気のない状態 病に対する闘病能力の低下した状態 一般には体力のない人にみられる （体力を補う必要がある）
生薬	大黄, 麻黄などの薬物が効果的	人参, 黄耆, 膠飴などの薬物が効果的
処方	大柴胡湯, 大承気湯, 麻黄湯など	六君子湯, 補中益気湯, 十全大補湯, 小建中湯
症候	機能・予備力が十分ある 疲れにくい 胃腸が丈夫 栄養状態が良い 筋肉の発達・緊張が良好 寝汗はかかない お腹に力がある 闘病反応が強い	機能・予備力が低下 疲れやすい 胃腸が弱い 栄養状態が悪い 筋肉の発達・緊張が悪い 寝汗を大量にかく お腹に力がない 闘病反応が弱い

- 実証には，日本漢方で主に採用されている，体質の面からとらえようとする立場もあります。すなわち，体格が良好で体力があるものが実証を意味します。
- しかし実際の診療の場では，普段の体質傾向は参考にはなっても例外が多いことを知っておく必要があります。普段の状態は虚証にみえても，病気になったときには実証と判断し，治療方法の選択を行う必要があります。特に急性疾患はそれに該当します。この場合は，脈，腹部所見の反応，自覚症状が強く現れている状態を，多くは実証ととらえます。

③ 表裏について

- 身体表面（皮膚・筋肉など）を表，身体の深部（主に消化管）を裏，中間部分を半表半裏と呼び，病邪がそれぞれの部位にあると表証，裏証，半表半裏証を呈します。
- 表証は悪寒，身体表面の痛みなど，裏証は便秘や下痢などの消化管症状あるいは精神症状など，半表半裏証は食欲不振，悪心などの消化器症状や咳など呼吸器症状がみられます。
- 病邪を排除するには，表証では発汗を，裏証では瀉下あるいは清熱を，半表半裏証では中和（和解）を行います。

④ 寒熱について

- 日本漢方では，陰陽とほぼ同義に用いられることが多いですが，陰陽が全体を評価するのに対し，上熱下寒のように寒熱は部分を指す場合があります。

2 気血水ってなんだ？

- 気血水は，体内を循環する要素であり，これらの間で調和がとれ，順調にめぐっている状態を健康と考えます。
- 気は元気，気力の「気」で表現される生命エネルギーのようなもの，気持ち，気分の「気」で表現される心，空気の「気」のようにガスを指します。
- 気の異常として気虚，気鬱，気逆が，血の異常としては瘀血，血虚が，水の異常としては水毒ないし水滞があります。それぞれの異常時に現れる症候と，その場合に使われる生薬と処方を**表3**に示します。
- これらの生理・病理概念を用いると，近代医学的には注目されない症候あるいは多彩な愁訴を持つ例でも，その病態の理解ができ，しかも治療的アプローチをすることが可能になります。

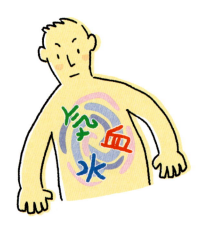

表3 気血水異常時に現れる症候と治療

気の異常	概念① : **気逆**(上衝)➡気が上へ逆流する状態	
	症候	冷えのぼせ，動悸，頭痛，顔面紅潮など
	生薬	桂枝，黄連など
	処方	桂枝湯，黄連解毒湯など
	概念② : **気鬱**➡気が循環障害をきたした状態	
	症候	抑うつ気分，不安感，のどの異物感，ガスの貯留など
	生薬	厚朴，蘇葉，香附子など
	処方	半夏厚朴湯，香蘇散など
	概念③ : **気虚**➡気が不足した状態	
	症候	気力の低下，疲れやすい，寝汗など
	生薬	人参，黄耆など
	処方	六君子湯，人参湯，補中益気湯，十全大補湯など
血の異常	概念① : **瘀血**➡非生理的血液の滞った状態で，種々の病的状態で引き起こされたり，あるいは病的状態の素因をなすもの	
	症候	皮膚粘膜のうっ血・暗赤色・紫色化，紫斑，静脈怒張，月経異常，下腹部の抵抗・圧痛(瘀血の腹証)，下腹部の膨満感，口をすすぎたい，物忘れ
	生薬	桃仁，牡丹皮，当帰，川芎など
	処方	桂枝茯苓丸，桃核承気湯，大黄牡丹皮湯，当帰芍薬散
	概念② : **血虚**➡血の量的・質的不足状態	
	症候	貧血，皮膚・粘膜の枯燥，羞明，筋肉の痙攣など
	生薬	当帰，川芎，地黄
	処方	四物湯，四物湯を含む処方(十全大補湯，温清飲など)
水の異常	概念 : **水毒**(あるいは**水滞**)➡水の過剰あるいは分布異常によって引き起こされた病的状態	
	症候	全身症状:浮腫(むくみ)，浮腫感，身体が重たい 消化器症状:下痢，嘔吐，便秘，唾液分泌 呼吸器症状:喀痰，喘鳴，動悸 精神神経症状:頭痛，めまい，耳鳴 泌尿器症状:乏尿，多尿
	生薬	茯苓，朮，沢瀉，半夏，麻黄など
	処方	五苓散，防已黄耆湯，二陳湯など

3 五臓ってなんだ？

■ 漢方医学の内臓諸器官を五臓六腑と呼んでいます。すなわち，五臓とは肝，心，脾，肺，腎を指し，六腑とは胆，小腸，胃，大腸，膀胱および三焦を指します。五臓の実体と機能と，障害時の症候，その場合に使われる生薬と処方を**表4**に示します。

■ 三焦以外の五腑は，五臓と密接な関係があるとされ，表裏関係をなすと言われています（肝↔胆，心↔小腸，脾↔胃，肺↔大腸，腎↔膀胱）。具体的には，認知症関連の症状は小腸の病気として，また肺の病気を大腸との関連でとらえ治療することなどが挙げられます。

■ 五臓の中でも特に肝脾腎は重要で，肝は易怒性，筋肉の痙攣などが特徴的であり，脾は生命エネルギーと，腎は加齢現象と密接な関連があります。

表4 五臓の機能

肝	実体	肝臓
	機能	物質代謝，情緒系・運動系に関する中枢神経機能，防御機能
	障害時の症候	イライラ，怒りっぽい，目の乾燥，羞明，筋肉の痙攣など
	生薬	柴胡，当帰，川芎，芍薬，釣藤鈎
	処方	抑肝散（加陳皮半夏），釣藤散，加味逍遙散，四物湯，芍薬甘草湯
心	実体	心臓
	機能	循環系の機能，思惟活動などの中枢神経機能，自律神経機能
	障害時の症候	動悸，息切れ，不整脈，不眠，健忘など
	生薬	酸棗仁，遠志，竜眼肉，黄連，山梔子
	処方	酸棗仁湯，人参養栄湯，帰脾湯，加味帰脾湯，炙甘草湯，黄連解毒湯，半夏瀉心湯，清心蓮子飲
脾	実体	不明
	機能	消化器系機能の統括，止血機能，水分代謝
	障害時の症候	消化器症状，易疲労・倦怠感，浮腫，出血傾向，内臓下垂など
	生薬	人参，茯苓，朮，膠飴，黄芪，黄連
	処方	六君子湯，四君子湯，人参湯，啓脾湯，小建中湯，黄耆建中湯，半夏瀉心湯，黄連解毒湯
肺	実体	肺臓
	機能	呼吸機能，皮膚の機能，水分代謝，自律神経機能
	障害時の症候	呼吸器症状，風邪を引きやすい，発汗異常など
	生薬	黄耆，五味子，麦門冬，天門冬，麻黄，細辛
	処方	補中益気湯，人参養栄湯，麦門冬湯，滋陰降火湯，清肺湯，小青竜湯，麻黄附子細辛湯
腎	実体	腎臓
	機能	水分代謝，成長・発育・生殖・老化の統御，内分泌系機能，呼吸機能の一部
	障害時の症候	発育遅延，運動器の障害（腰痛，下肢痛など），排尿障害，性機能減退，耳の障害など
	生薬	地黄，山茱萸，附子
	処方	八味（地黄）丸，六味丸，牛車腎気丸，真武湯

四診ってなんだ？

- 四診（望診，聞診，問診，切診）は漢方医学における診察法です。
- 望とは視覚を，聞は聴覚あるいは嗅覚を，問は言葉による情報のやりとりを，切とは触覚を通して情報を得る診察法です（**表5**）。
- 次頁の**表6**に舌診の所見を，また**図1**に代表的な腹診所見を示します。

表5　四診における診察内容

望診
● 顔色，表情，行動，皮膚所見，口内（**舌診**）などをみる．これにより，陰陽，虚実，気血水などの判定を行いうる

聞診
● 話し声，咳の状態から，虚実判定あるいは特定の処方の選択を行う （臭いについては，最近ではあまり行われないが，以前は喀痰，排泄物などの臭いをかいでいた）

問診
● 詳しい問診，能動的問診が要求される ● 患者本人の訴えている愁訴はもちろんであるが，それに漢方医学的に関連した愁訴，あるいは漢方医学的病態を仮定して，その病態に現れる症状を聞き出していく ● 仮説的演繹法で診断を行う ● このことにより，良好な患者−医師関係の確立に役立つ

切診
● いわばスキンシップを通したコミュニケーションの手段 ● 切診の代表は脈診と腹診．**腹診**は，わが国において体系化されたものであり，脈診と比べると習熟が容易である ● 最近，患者の体に触れることが少なくなったといわれるが，こうした診察法は，患者−医師間の関係確立に大いに寄与すると思われる

> **ちょこっとmemo**
>
> 『傷寒論』について
>
> ● 『金匱要略』と並んで薬物治療のバイブルともいわれる書物です．これらの原書は後漢の時代に著わされたといわれ，本書に初出する漢方処方が，現在わが国でも多数使用されています．
>
> ● たとえば，葛根湯，小柴胡湯などがそれです．もともとは『傷寒雑病論』として著わされたのが，2書にわかれて現在に伝えられたとされています．
>
> ● 『傷寒論』は急性熱性疾患を6つの時期，すなわち太陽病，少陽病，陽明病，太陰病，少陰病，厥陰病に分けてその治療を論じています．これに対し『金匱要略』は病名・病態に基づいて主に慢性疾患の治療を論じています．
>
> ● 今から約1800年前に著わされた書物が，現在でも臨床的価値を失っていないことは驚異的です．

表6 舌診の所見(舌証)

舌診では，気血水，臓腑，病位(傷寒論)などの観点から推定する。舌の観察では，主に舌質と舌苔をみる

舌質：舌の形，色調を観察する		
舌の形態		
	厚み	厚い舌➡実証 薄い舌➡虚証 ぼてっとした水っぽい舌➡気虚・水毒
	歯痕舌(☞写真A)	舌辺縁にみる歯型のような凹痕➡水毒
	鏡面舌	舌乳頭の消失した状態で光沢がある舌➡体液・血液の不足
	裂紋(☞写真B)	舌表面の亀裂➡気虚や血虚など。病的意義がない場合もある
	乾湿	一般には，乾燥➡熱証(脱水，瘀血などでも) 一般には，湿潤➡寒証
舌の色調		
	白舌(☞写真C)	正常よりも白い舌➡気虚，血虚
	紅舌	正常より紅い舌➡熱証(発熱，脱水，瘀血など)
	暗赤〜紫色の舌(☞写真D)	瘀血
	舌下静脈の怒張(☞写真E)	瘀血
舌苔：色調，厚み，乾湿などをみる		
舌苔の色調：正常では，無苔ないしごく薄い白苔程度である		
	白苔(☞写真F)	口が粘る・苦い，口が乾くなどの症状と少し厚い白苔は小柴胡湯を用いる
	黄苔(☞写真G)	白苔より病邪が体深部に侵入し，熱の状態が強い場合は大柴胡湯，大承気湯を用いる
その他		
	地図状舌(☞写真H)	糸状乳頭の部分的萎縮，一般に虚証の徴候

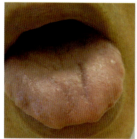 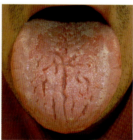 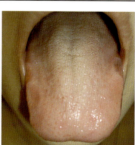 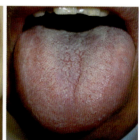

A：舌質が厚く，歯痕と白苔を認める　　B：赤味があって，亀裂の著明な舌　　C：色がやや淡白で，舌の厚みが薄い　　D：暗赤〜紫色(瘀血)

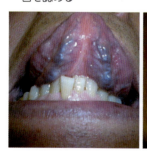 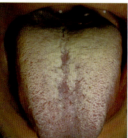 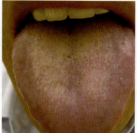 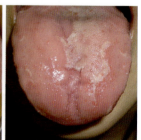

E：舌下静脈の怒張(瘀血)　　F：瘀血とやや厚い白苔を認める　　G：黄苔　　H：白苔と正常な粘膜が混在し，地図状の模様を呈する

胸脇苦満
きょうきょうくまん

- 季肋部の抵抗・按圧による苦満感

【代表的処方薬】
柴胡剤
  - 大柴胡湯
  - 柴胡加竜骨牡蛎湯（腹部動悸亢進）
  - 四逆散（腹直筋緊張）
  - 小柴胡湯
  - 柴胡桂枝湯（腹直筋緊張）
  - 柴胡桂枝乾姜湯

心下痞鞕
しんかひこう

- 心窩部の抵抗・按圧による苦満感

【代表的処方薬】
瀉心湯類（虚証徴候なし）
  - 半夏瀉心湯
  - 黄連解毒湯
  - 三黄瀉心湯
人参剤（虚証）
  - 四君子湯
  - 六君子湯
  - 人参湯
  - 茯苓飲

腹皮拘急
ふくひこうきゅう

- 腹壁の状態，腹直筋の緊張を指す

【代表的処方薬】
芍薬甘草を含む処方
  - 桂枝湯（桂枝加芍薬湯）
  - 小建中湯
  - 抑肝散

心下振水音（心窩部拍水音）
しんか

- 胃部付近を軽く打診すると，ポチャポチャと音がする。水毒の徴候

【代表的処方薬】
人参，茯苓，朮を含む処方
  - 人参湯
  - 六君子湯
  - 五苓散
  - 茯苓飲

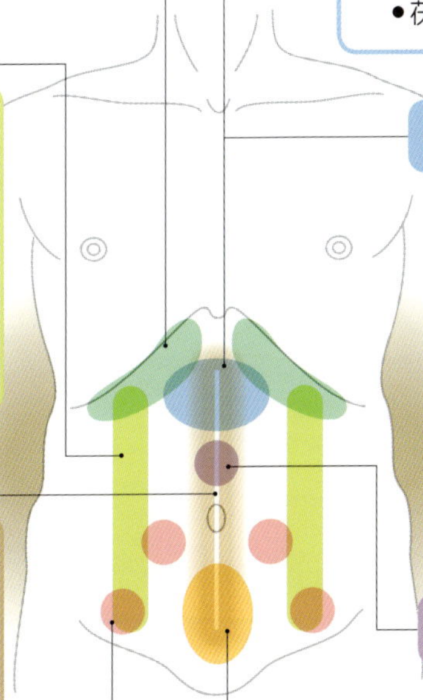

正中芯
せいちゅうしん

- 正中部に索状のもの（白線）を触知，虚証の徴候
  臍より上：脾虚（少ない）
  臍より下：脾虚，腎虚
  臍の上下：脾虚（程度が強い）

臍上悸
さいじょうき

- 腹部大動脈の拍動（腹部動悸）に触れる。気逆，水毒の徴候

【代表的処方薬】
竜骨，牡蛎，茯苓を含む処方
  - 柴胡加竜骨牡蛎湯
  - 柴胡桂枝乾姜湯
  - 桂枝加竜骨牡蛎湯
  - 苓桂朮甘湯
  - 五苓散

瘀血の腹証

- 臍傍ないし腸骨窩（下腹部）の抵抗・圧痛

【代表的処方薬】
駆瘀血剤
  桃仁・牡丹皮（実証）
    - 桂枝茯苓丸
    - 桃核承気湯
    - 大黄牡丹皮湯
  当帰・川芎（虚証）
    - 当帰芍薬散

小（少）腹不仁
しょう　ふくふじん

- 上腹部に比べ下腹部の力がない

【代表的処方薬】
腎気丸類（腎虚の徴候）
  - 八味（地黄）丸
  - 牛車腎気丸
  - 六味丸

図1 代表的な腹診所見と処方薬

（佐藤　弘）

■ 1章：初めて漢方を使うジェネラリストのために――押さえておきたい用語と基本的知識

03 日常診療で漢方を上手に使うために知っておきたいことあれこれ

結論から先に…

- 効果が期待できる病態のほか，生薬・処方レベルでの副作用についても知っておく。
- 急性症の治療では，診断が適切であれば数十分のオーダーで効果を実感できる。
- 慢性症でも2〜4週間以内に効果がみられることが多く，4週間で効果が出ない場合には処方の変更を考慮する。
- 漢方薬の構成生薬を理解し，できるだけ少ない処方数・処方量で対処する。
- 小児の薬量は現代医学と同様の考え方で，年齢に応じて減量を図る。
- 近代医薬品との併用は問題ない場合が多い。しかし，麻黄は交感神経興奮作用を有する薬剤との併用，甘草は利尿薬との併用に注意！
- 苦い薬を嫌う患者さんには，苦味剤を避ける。

1 副作用

■ 漢方医学においては，前項で述べたような病態に対応し治療薬の選択が行われます。治療薬を選択する際には，効果が期待できる病態のほか，生薬あるいは処方レベルでの副作用についても知っておく必要があります。

■ **表1**と**表2**に，代表的な生薬レベルの副作用と処方レベルでの副作用について示します。各生薬中の活性成分から理解可能なものと，経験的に知られているものがあります。

■ 最近，処方レベルでの副作用報告が増加しています。特に，致死的経過を取りうる副作用として間質性肺炎および肝機能障害があり，これらの副作用発現には注意を要します。

■ 間質性肺炎では，服用後の呼吸困難，発熱，咳嗽の出現に注意します。疑われる例では，経皮的酸素飽和度の測定などを行い，直ちに休薬し，適切な処置を行います。肝機能障害では無自覚なものも多く，定期的な検査が必要です。今まで経験したことのない倦怠感，黄疸の徴候としての尿色の黄染，眼球結膜の黄染に注意します。

■ 山梔子を含む処方の長期服用により腸間膜静脈硬化症の発症が報告されています。腹痛，下痢，便秘，腹部膨満等の症状が繰り返し現れた場合，または便潜血陽性になった場合には投与を中止し，CT・大腸内視鏡検査などを実施し，適切な処置を行うことが必要です。腸切除例も報告されています。

表1　生薬レベルの有害事象（副作用）

1. 主要活性成分の作用から予測可能なもの

生薬名	主要活性成分	副作用
甘草	グリチルリチン	低カリウム血症, ミオパチー, 偽アルドステロン症
大黄	アントラキノン類, センノシドなど	下痢
附子	アコニチンなど	中毒
芒硝	硫酸ナトリウム	下痢, 浮腫
麻黄	エフェドリン	交感神経興奮作用
広防已, 関木通, 青木香	アリストロキア酸	腎障害（腎不全）, 尿路系悪性腫瘍

2. 経験的に知られている, あるいは言われているもの

皮膚症状	桂皮, 胡麻油, 人参
妊婦への投与が望ましくないもの	紅花, 牛膝, 桃仁, 牡丹皮, 大黄, 芒硝
消化器症状	山梔子, 酸棗仁, 地黄, 石膏, 川芎, 当帰, 薏苡仁

表2　処方レベルでの有害事象（副作用）

投与禁忌

1. 小柴胡湯

1) インターフェロン治療中の患者
2) 肝硬変, 肝癌の患者
3) 慢性肝炎で血小板数が10万/μL以下の患者
注：間質性肺炎を起こし, 死亡等の重篤な転帰に至ることがあるので注意

2. 甘草（1日量2.5g以上含有する処方）

半夏瀉心湯, 小青竜湯, 人参湯, 五淋散, 炙甘草湯, 芍薬甘草湯, 甘麦大棗湯, 芎帰膠艾湯, 桂枝人参湯, 黄連湯, 排膿散及湯, 桔梗湯

1) アルドステロン症の患者
2) ミオパチーのある患者
3) 低カリウム血症のある患者

稀な症状あるいは病気だが重篤な例が報告されているもの

1. 間質性肺炎

黄連解毒湯, 乙字湯, 柴胡加竜骨牡蛎湯, 柴胡桂枝乾姜湯, 柴胡桂枝湯, 柴朴湯, 柴苓湯, 三物黄芩湯, 芍薬甘草湯, 小柴胡湯, 小青竜湯, 潤腸湯, 辛夷清肺湯, 清心蓮子飲, 清肺湯, 大柴胡湯, 麦門冬湯, 半夏瀉心湯, 防已黄耆湯, 防風通聖散, 補中益気湯

2. 肝機能障害

茵陳蒿湯, 温清飲, 黄連解毒湯, 乙字湯, 葛根湯, 加味逍遙散, 荊芥連翹湯, 桂枝茯苓丸, 牛車腎気丸, 柴胡加竜骨牡蛎湯, 柴胡桂枝乾姜湯, 柴胡桂枝湯, 柴朴湯, 柴苓湯, 三物黄芩湯, 芍薬甘草湯, 小柴胡湯, 小柴胡湯加桔梗石膏, 小青竜湯, 十全大補湯, 潤腸湯, 辛夷清肺湯, 清上防風湯, 清心蓮子飲, 清肺湯, 大建中湯, 大柴胡湯, 当帰芍薬散, 麦門冬湯, 八味（地黄）丸, 半夏瀉心湯, 防已黄耆湯, 防風通聖散, 補中益気湯, 二朮湯, 女神散, 人参養栄湯, 六君子湯, 麻黄附子細辛湯

3. 膀胱炎（様症状）

柴胡桂枝湯, 柴朴湯, 柴苓湯, 小柴胡湯

4. 腸間膜静脈硬化症（山梔子含有処方による）

茵陳蒿湯, 温清飲, 黄連解毒湯, 加味帰脾湯, 加味逍遙散, 荊芥連翹湯, 五淋散, 柴胡清肝湯, 梔子柏皮湯, 辛夷清肺湯, 清上防風湯, 清肺湯, 防風通聖散, 竜胆瀉肝湯

甘草が問題となる有害事象

1. 甘草含有処方により起こる副作用

低カリウム血症, 浮腫, 血圧上昇, ミオパチー, 偽アルドステロン症

2. 芍薬甘草湯, 小柴胡湯により起こる副作用

横紋筋融解症

3. 芍薬甘草湯により起こる副作用

うっ血性心不全, 心室細動, 心室頻拍

- わが国において頻用される漢方処方の約7割に甘草が含まれています。甘草の副作用として，低カリウム血症，浮腫，高血圧など偽アルドステロン症，ミオパチー，不整脈，心不全，横紋筋融解症などの発現に注意します。
- そのほか，皮膚症状，消化器症状の発現もしばしば経験します。副作用の詳細については添付文書を必ず確認しましょう。

2 瞑眩

- 服用後早期に，もともとあった症状が一過性に増悪し，あるいは関連のない症状が一過性に出現し，その後急速に病態の改善がみられる現象を瞑眩と呼んでいます。しかしこれは稀な現象であり，副作用との鑑別は初期には不可能です。

3 経過の診かた

- 「漢方薬は長く服用しないと効果は出ない」とよく言われます。しかし，漢方薬治療のバイブルとされる『傷寒論』は，急性熱性疾患を対象とした治療書です。
- 急性症の治療に長い日時がかかってしまうのでは，自然経過との区別が不可能です。実際，急性症の治療においては，診断が適切であれば数十分のオーダーで効果を実感できます。
- 慢性疾患の場合，長く服用しないと効果が出ないというより，適切な処方にたどり着くことに時間が長くかかると考えられます。
- 筆者の経験では，慢性症においても，2～4週間以内で効果がみられることが多いと思います。4週間で効果が出ない場合には，処方の変更を考慮してみる必要があるでしょう。
- 初診時には，1つの処方で対応するのが原則です。その漢方薬の効果と限界を知ることが上達の秘訣となるからです。また，特に高齢者や虚弱者では，通常量より少ない量から開始したほうがよいでしょう。少量でも効果は結構得られ，副作用の出現も少ないと考えられます。
- 漢方薬の併用は原則，通常量2処方まで，あるいは1日投与量を2/3量に減量して3剤までとしましょう。また，すべての症状をいっぺんに取ろうとするのではなく，時間をかけて少しずつ取ろうとすることが大切です。際限のない多剤併用を避けるためにも必要な態度です。
- 他の漢方薬を加えるだけでなく，かえって減らしたほうがよい例もあることに留意しましょう。

■ 無用な併用を避けるためにも，漢方薬の構成生薬を理解しましょう。

（例）柴朴湯＝小柴胡湯＋半夏厚朴湯，柴苓湯＝小柴胡湯＋五苓散
牛車腎気丸＝八味（地黄）丸＋牛膝＋車前子，十全大補湯＝当帰芍薬散＋人参，黄耆，桂皮，甘草

4 小児の薬量について

■ 現代医学と同様の考え方で，年齢に応じて減量を図ります。

5 投与禁忌・併用禁忌について

■ 甘草を1日量2.5g以上含有する処方（たとえば 芍薬甘草湯，甘麦大棗湯など）は，アルドステロン症，低カリウム血症，ミオパチーの例では禁忌です。また，小柴胡湯は肝硬変および肝硬変が疑われる例，肝癌の例およびインターフェロン治療中の例には投与禁忌です。

■ 近代医薬品との併用については，厳密には不明と言わざるをえませんが，経験的には問題ない場合が多いと考えています。

■ ただし，麻黄および甘草配合処方の場合，前者では交感神経興奮作用を有する薬剤，後者では利尿薬との併用に注意しなくてはなりません。

6 処方の味と効果

■ 処方の味は，個人の好みとは別に病態との関連が深い場合が少なくありません。服用時の味覚が好ましいときには効果があるとも言われています。

■ 一般に芳香性の薬剤を好む者は虚証，苦味を好む者は実証と言われています。苦い薬を嫌う患者さんには，苦味剤を避けるほうが無難でしょう。

7 頻用処方のグループ

■ 表3に頻用処方のグループの使用目標，代表的な処方，応用疾患について，また表4には「漢方処方ベスト20」をまとめました。

表3 頻用処方のグループ

1. 柴胡剤：柴胡が主たる作用を発揮すると考えられる処方群		
使用目標	自覚症状	口が苦い・粘る
	他覚所見	胸脇苦満，熱性疾患では弛張熱
代表的処方		大柴胡湯，柴胡加竜骨牡蛎湯，四逆散，小柴胡湯，柴胡桂枝湯，柴胡桂枝乾姜湯
応用疾患		各種熱性疾患，炎症性疾患で経過の遷延した状態 消化器・呼吸器など広い領域の慢性疾患，精神神経症状を伴う状態

2. 麻黄剤：麻黄が主たる作用を発揮していると考えられる処方群	
使用目標	熱性疾患では比較的初期。呼吸器疾患では，喘鳴・呼吸困難を認める者，鼻炎症状，疼痛性疾患に用いる機会が多い
代表的処方	麻黄湯，葛根湯，小青竜湯，麻黄附子細辛湯，麻杏甘石湯，五虎湯，越婢加朮湯，薏苡仁湯，麻杏薏甘湯，桂芍知母湯
応用疾患	感冒，インフルエンザ，アレルギー性鼻炎，気管支炎，気管支喘息，関節リウマチ，変形性膝関節症

3. 瀉心湯類：黄連・黄芩が配合された処方群	
使用目標	虚証症候の乏しい例で心下痞鞕を目標とする。胃腸症状，精神神経症状を伴うことも多い
代表的処方	三黄瀉心湯，半夏瀉心湯，黄連解毒湯，女神散
応用疾患	高血圧症，胃炎，出血，不眠症

4. 人参剤：人参が主たる作用を発揮していると考えられる処方群	
使用目標	虚証症候の存在に着目し，食欲不振などの消化器症状を認める例に用いる
代表的処方	四君子湯，六君子湯，人参湯
応用疾患	機能性消化管障害，いわゆる虚弱体質者

5. 参耆剤：人参と黄耆を配合した処方群	
使用目標	著明な疲労・倦怠感を目標にする。人参剤にみられる消化器症状も認めることがあるが，消化器症状が主体であれば，まず人参剤を用い，消化器症状の改善がみられるも疲労・倦怠感や寝汗，眠気が残る例には，参耆剤を用いる
代表的処方	補中益気湯，十全大補湯，人参養栄湯，帰脾湯，加味帰脾湯
応用疾患	慢性消耗性疾患，悪性腫瘍，いわゆる虚弱体質

6. 建中湯類：中，すなわち消化器系機能をたて直す効能を持つ一群の処方。桂枝加芍薬湯をベースにした処方のほかに大建中湯がある。虚証に用いる	
使用目標	主に下部消化管症状，便通異常，腹痛，腹部膨満感，ガス症状を目標に用いる
代表的処方	小建中湯，当帰建中湯，黄耆建中湯，大建中湯
応用疾患	過敏性腸症候群，機能性便秘，機能性下痢

表4　漢方処方ベスト20

葛根湯	● 風邪薬として有名だが，すべての風邪に適応があるわけではない ● 自然発汗がなく，首筋のこりを認める者によい ● 胃腸が極端に弱い者，心血管系疾患，排尿障害，不眠などの訴えがある者には不適である ● 風邪以外に，肩こりにも頻用される ● 鼻汁の排出量が少なく，鼻閉が強い場合に用いる
八味（地黄）丸	● 主に中高年の者で，下半身の症状，腰痛，下肢の疼痛・しびれ，下肢の虚弱，泌尿生殖器症状（頻尿，排尿困難，陰萎など），手掌・足底のほてりがある者にはまず考慮すべき処方である ● 胃腸症状のある者には注意する。服用後，胃腸症状の発現も少なくない
小柴胡湯	● 応用範囲の広い処方である ● 熱性疾患では，やや遷延し，口が苦い・粘る，食欲不振，弛張熱あるいは微熱，季肋部に抵抗・圧痛を認める場合に用いる ● 横隔膜をはさむ臓器，呼吸器や消化器疾患のほか，腎疾患にもよく用いられる
柴胡桂枝湯	● 小柴胡湯と比較するとやや虚証に用いられる ● 特に，上腹部痛あるいは下腹部痛を訴え，胸脇苦満と腹直筋緊張が認められる場合によい ● 各種機能性消化管障害，ストレス性の疾患に用いられる
半夏厚朴湯	● 気鬱に対する基本処方である ● 抑うつ気分，不安感（特に予期不安）を目標に用いる ● 咽喉頭異常感に用いる代表的な処方であるが，咽喉頭部ばかりでなく，胸部あるいは上腹部のつまり感にも応用する
五苓散	● 水毒治療の代表的処方である ● 口渇，多飲があるものの，尿量が少ないことが目標となる ● 悪心・嘔吐（水逆と言って水を飲むと大量の胃液を吐くことを繰り返す），下痢，頭痛，めまいなどに用いる ● 特に低気圧が近づくと症状の悪化・出現がみられる場合に本処方を考える
小青竜湯	● 上気道感染の中でも，水様性分泌物（鼻汁，喀痰など）を呈する場合に用いる ● 麻黄を含む処方で，喘鳴，呼吸困難を伴う例にも応用される ● 頻尿など冷えの症状が認められることが参考になる
防已黄耆湯	● いわゆる水太り（筋肉の緊張が弱く，ぶよぶよとしたタイプの肥満）体質の者や，多汗傾向にあり，浮腫，関節の腫脹・疼痛がみられる場合に用いる ● 特に変形性膝関節症には，第一に考える処方である
当帰芍薬散	● 虚証で，瘀血・水毒の者に用いる ● 華奢な体型で，顔色が悪く，浮腫っぽく，冷えを訴える者に用いる ● 各種産婦人科疾患に応用される
加味逍遙散	● 気の上衝と瘀血を兼ねた虚証の者に用いる。すなわち，イライラ，抑うつ気分，のぼせのほかに，月経異常を認める場合に多用される ● 特に月経前症候群に対し用いる機会が多い ● 胸脇苦満と瘀血の腹証を参考にする
桂枝茯苓丸	● 実証タイプの者に用いる。すなわち顔色が良く，腹力があり，瘀血の腹証を目標とする ● 各種産婦人科疾患のほか，慢性に経過する病態，頑固な病態への応用を考えるとよい
呉茱萸湯	● 肩こり➡頭痛➡嘔吐というパターンで生じる頭痛には第一に考える処方である ● 一般に冷え症で，顔色が悪く，胃腸が弱い者が多い ● 頭痛がなくても，頑固な肩こりにも応用される
人参湯	● 虚証で冷え症の上部および下部消化器症状（食欲不振，胃もたれ，下痢）を訴える者に用いる ● 冷えの存在を示唆する症状として，下痢のほか，尿量の増加，喜唾と言って，口の中に唾液（特に薄いさらっとした）がたまる症状が参考になる
猪苓湯	● 頻尿，残尿感，排尿痛を目標とする ● その他，喉の渇き，浮腫に対し用いる ● 急性膀胱炎に頻用されるほか，熱を去る作用があるので，アトピー性皮膚炎などで顔色が赤い者に用いてよい場合がある

補中益気湯	● 参耆剤の中心処方である ● 疲労・倦怠感が強く，寝汗を訴える例，内臓下垂を認める場合にまず考慮する ● 軽度の胸脇苦満の存在も参考になる ● 虚証の慢性炎症性疾患に応用される
十全大補湯	● 補中益気湯と似るが，血虚を伴う例に用いる。すなわち，気血両虚の者に用いる ● 疲労・倦怠感，寝汗のほか，皮膚・粘膜の乾燥，血球成分の減少，冷えが強い例に用いる
六君子湯	● 機能性胃腸症，中でも食後愁訴症候群の第一選択処方である ● 気虚治療の基本処方である四君子湯と水毒治療の基本処方である二陳湯とを合わせた処方である ● 上腹部の愁訴のほかに疲労・倦怠感などの気虚症状と悪心・嘔吐，めまいなど水毒の症状を兼ねた者に用いる
麻子仁丸	● 高齢者の便秘にまず考える ● 大黄が配合されてはいるが，おだやかな作用を発揮することが多い ● 甘草を含まない処方であることも使いやすい
小建中湯	● 虚証で，疲労・倦怠感のほか，特に下部消化管症状（便通異常，腹痛，腹部膨満）を認める者に用いる ● 特に膠飴を含む処方で，小児に使いやすい処方である ● やせ型で，腹直筋緊張を認める場合が多い
大建中湯	● 虚証で，特に下部消化管症状（便通異常，腹痛，腹部膨満），中でもガスペインによる腹痛に用いられる ● イレウス，亜イレウスを繰り返す例，開腹術後の例に多用される ● 最近の研究では，消化管のみならず肝機能所見の改善作用も報告されている

■ 最後に，もっと詳しく漢方について知りたい読者のために参考文献を記します。

文 献

1) 佐藤 弘：漢方治療ハンドブック. 南江堂, 1999.
2) 松田邦夫, 他：漢方治療のファーストステップ. 第2版. 南山堂, 2011.
3) 日本東洋医学会学術教育委員会, 編：入門漢方医学. 南江堂, 2002.
4) 神戸中医学研究会, 編著：中医学入門 新装版. 東洋学術出版社, 2012.
5) 喜多敏明：プライマリケア漢方. 日本医事新報社, 2007.

（佐藤　弘）

■ 2章：全身症状のみられる患者さんでどう使う？

01 易疲労・倦怠感

良い適応となるのは？

- 重篤な器質的疾患のないとき，外科手術後，悪性腫瘍で抗癌剤治療や放射線療法を行っているとき，および慢性閉塞性肺疾患，軽うつ状態，機能性胃腸症などに付随して易疲労・倦怠感を訴えるときも良い適応です。

処方薬はこれ！ **第一選択** ▶ この症状に幅広いスペクトルを有する**補中益気湯**

第一選択薬が効かないときや，その他の特徴的な症候を示している例には？

体力なし／腹力弱い
- ▶ 胃もたれ／食欲不振 ➡ **六君子湯**
- ▶ 食欲不振／やせ／下痢傾向 ➡ **人参湯**
- ▶ やせが強い／倦怠感が強い ➡ **四君子湯**
- ▶ やせが強い／水様下痢 ➡ **真武湯**
- ▶ 抑うつ不安傾向／感冒易感染 ➡ **香蘇散**

体力なし／腹力やや弱い～普通
- ▶ 皮膚粘膜乾燥／貧血傾向／手足冷え ➡ **十全大補湯**
- ▶ 皮膚粘膜乾燥／貧血傾向／呼吸器症状 ➡ **人参養栄湯**
- ▶ めまい／頭痛 ➡ **半夏白朮天麻湯**

体力中等度以上／腹力中等度以上
- ▶ 更年期不定愁訴／軽度抑うつ状態 ➡ **加味逍遙散**
- ▶ 高齢者／腰痛／排尿障害など ➡ **八味（地黄）丸**
- ▶ メタボリックシンドローム／季肋部の抵抗・苦満感が強い／強い肩こり ➡ **大柴胡湯**

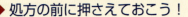

> **処方の前に押さえておこう！**
> - 肉体的疲労は慢性疾患，悪性腫瘍によるものが多く，精神的疲労は精神神経疾患，心身症に伴うものが多いとされます。
> - 肉体的疲労には，補中益気湯や十全大補湯など，補剤を考えます。
> - 睡眠時無呼吸症候群も，日中に眠気や倦怠感を訴えますから鑑別が必要です。

1 易疲労・倦怠感とは？ なぜ起こる？

- 一晩の睡眠や1日の休息で回復する疲労感を「生理的疲労」，1カ月以上疲労感が持続した場合は「遷延性疲労」，休養しているにもかかわらず，疲労感や倦怠感が6カ月以上続いたり繰り返したりする場合を「慢性疲労」と呼びます。
- 悪性腫瘍・結核などの重篤な感染症は，まず第一にスクリーニングすべき対象です。膠原病や，甲状腺機能低下症・下垂体機能低下症・糖尿病のような内分泌疾患なども少なくないと思われます。
- 精神神経疾患では，うつ病，適応障害なども鑑別すべき対象となります。
- 慢性疲労および強い倦怠感とともに微熱，頭痛，リンパ節痛，抑うつ症状，睡眠障害などが続く場合には，慢性疲労症候群も考慮します。

2 漢方医学の考え方は？（表1）

表1　易疲労・倦怠感——漢方医学で着目する点はここだ！

1. 他の身体症状の併存があるか？	食欲不振，貧血，皮膚粘膜乾燥萎縮，手足の冷え，胃もたれ，肩こり，便通状態（下痢，便秘）
2. 精神症状があるか？	抑うつ気分，無気力，不眠，焦燥感，不安感，パニック症状
3. 身体所見・腹部所見はどうか？	●体格：やせ，肥満（かた太り，いわゆる水太り） ●腹力の強弱 ●上腹部をたたくと水音を聴取（心下振水音） ●腹部正中部に白線を触知（正中芯） ●大動脈拍動を触知（腹部動悸亢進） ●季肋部の抵抗あるいは按圧による苦満感（胸脇苦満） ●下腹部全体の緊張低下（下腹軟） ●臍下正中部の筋緊張低下（臍下不仁）

- やせ型で食後に眠くなる，風邪をひきやすく治りにくいという場合は"気虚"と考えられます。人参剤（六君子湯・人参湯など），参耆剤（補中益気湯・十全大補湯など）で消化吸収機能を賦活し，栄養状態を改善して回復を図ります。

- 精神的ストレスが強く，不眠，軽い抑うつ状態にある場合は"気鬱"と考えられます。胃腸虚弱な虚弱者（"虚証"）では香蘇散，加味帰脾湯など，胃腸虚弱でない者では加味逍遙散などを用います。
- 中高年の胃腸が丈夫な者で，腰痛，下肢痛，下半身の脱力感，排尿障害，性機能低下などを伴い，腹部触診（腹診）で上腹部に比べて下腹部または臍下部が軟らかい場合は"腎虚"と考えられます。八味（地黄）丸などを用います。
- 体格頑健な筋肉質の者で，季肋部の緊張が強い（胸脇苦満）場合，大柴胡湯などを用います。

① 虚実の鑑別

- 特に虚証かどうかの把握を行います。冒頭の「処方薬はこれ！」に挙げた「体力なし／腹力弱い」は，漢方医学的に虚証と考えられる例を表しています。
- そのほかに，疲れやすい，腹部所見で正中芯，腹部動悸亢進，心下振水音などを認める場合も虚証と考えます。
- 「体力中等度以上」の例は，虚証症候が明らかではない例，あるいは体質・体格頑健な例（実証）を示します。

② 腹証の把握

- **心下振水音**：虚証の徴候です。人参剤（六君子湯，四君子湯，人参湯など）・参耆剤（補中益気湯，十全大補湯，人参養栄湯，半夏白朮天麻湯，清暑益気湯，帰脾湯，加味帰脾湯など）を考えます。
- **正中芯**：虚証の徴候です。上腹部のみの場合は人参剤・参耆剤，下腹部のみの場合は八味（地黄）丸など，上下ともにある場合は人参剤・参耆剤・真武湯・小建中湯・黄耆建中湯などを考えます。
- **胸脇苦満**：柴胡の配合された処方，柴胡剤を考えます。胸脇苦満の強い例は実証，弱い例は虚証として対応することが多いと思われます。

> ### ここをチェック
> ➡ 易疲労，倦怠感を訴えるとき，心身医学的配慮の必要な例が多くみられます。メンタルヘルスケア専門医へコンサルトしたほうがよい例も少なくありません。漢方薬のみにこだわらないことが勧められます。

ちょこっとmemo

参耆剤とは

● 漢方の治療原則のひとつに「補瀉」の概念があります。補とは不足しているものを補う治療，瀉とは過剰なものを取り除く治療という意味です。臨床的にみると，何らかの身体機能低下状態に使用して機能回復を図るのが"補剤"であり，参耆剤はその代表です。

● 参耆剤は，人参と黄耆を含み，消化吸収機能賦活，栄養状態改善，免疫機能改善を通じて，生体防御機能の回復と治癒促進を図ると推定される一群の漢方薬です。参耆剤の代表は，補中益気湯，十全大補湯であり，胃腸虚弱者の慢性消耗状態や担がん状態などに頻用されます。人参養栄湯，清暑益気湯，帰脾湯，加味帰脾湯，半夏白朮天麻湯，清心蓮子飲なども参耆剤の一種です。

人参・黄耆の作用

● 人参は，最古の薬物書『神農本草経』によると，五臓の働きを補い精神を安定させるとあります。臨床的には「健胃，強壮強精剤で，胃腸の衰弱による新陳代謝機能の減退を振興し，…食欲不振，倦怠…に用いる」（『漢方診療医典』）[1]とあります。薬理的には，中枢興奮・抗疲労・抗ストレス・免疫賦活などの作用があるとされています。

● 黄耆は，『神農本草経』によると皮膚病に用い，「虚を補い，小児の百病を治す」とされており，臨床的には「止汗，利尿，強壮剤で，体表の水毒を去る。虚弱者，栄養不良，自汗…に用いる」（『漢方診療医典』）[1]とされています。薬理的には，末梢血管拡張・利尿・抗アレルギー・強壮・免疫賦活などの作用があります。

文 献

1) 矢数道明, 他改編：漢方診療医典. 第6版. 南山堂, 2001.

（稲木一元）

■ 2章：全身症状のみられる患者さんでどう使う？

02 発汗・寝汗

良い適応となるのは？

- 体力低下が著明で，明らかな原疾患がなく，寝汗や発汗のある場合。
- 高齢者や体力低下した者が，急性上気道炎などの急性発熱性感染症に罹患し，解熱後に寝汗が続く場合。

処方薬はこれ！　|第一選択|▶ **補中益気湯**（ほ ちゅうえっ き とう）

第一選択薬が効かないときや，その他の特徴的な症候を示している例には？

体力低下して虚弱な者
- ▶ 感冒の初期 ➡ **桂枝湯**（けい し とう）
- ▶ 小児／腹痛 ➡ **黄耆建中湯**（おう ぎ けんちゅうとう）
- ▶ 貧血傾向／血虚（**表1**）[1] がある ➡ **十全大補湯**（じゅうぜんたい ほ とう）*
  - ＊地黄を含むため著しい胃腸障害がある場合には向いていない
- ▶ 不眠／弱い季肋部の抵抗・苦満感／腹部大動脈拍動亢進 ➡ **柴胡桂枝乾姜湯**（さい こ けい し かんきょうとう）

体力中等度～やや虚弱な者
- ▶ 感冒などの発熱性感染症の中期～回復期／微熱 ➡ **小柴胡湯**（しょうさい こ とう）
- ▶ 感冒などの発熱性感染症の亜急性期／微熱／頭痛／悪寒／腹痛 ➡ **柴胡桂枝湯**（さい こ けい し とう）
- ▶ 微熱の続くやや神経質な若年女性／更年期女性でホットフラッシュ ➡ **加味逍遙散**（か み しょうようさん）
- ▶ 水太りの傾向／腰以下が重い／夏季に多汗が悪化 ➡ **防已黄耆湯**（ぼう い おう ぎ とう）

その他
- ▶ 神経過敏／不安感が強い／手足の冷え／手掌・足底の発汗 ➡ **四逆散**（し ぎゃくさん）[2]
- ▶ 皮膚疾患（乾燥傾向）／慢性鼻炎，副鼻腔炎／手掌・足底に脂汗が多い ➡ **荊芥連翹湯**（けいがいれんぎょうとう）

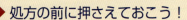

> **処方の前に押さえておこう！**
> - 発汗異常の原因となる疾患を，十分検索しておくことが必要です。
> - 西洋医学的な治療で効果がみられないときや，症状が軽微で漢方治療の効果が期待できるとき，また原因が不明の場合に，漢方治療の適応となります。

表1 血虚の病態を示唆する症候

部位	症候
全身	疲れやすい，体がだるい，体重減少，貧血
精神	物忘れ，集中力の低下，不眠，眠りが浅い
頭部	顔色が悪い，抜け毛，白髪，かすみ目，疲れ目，めまい感，口が乾く，舌の色が白っぽい
四肢	皮膚の荒れとカサカサ，爪が薄くて割れやすい，筋肉の痙攣，こむら返り，手足のしびれ
その他	動悸，息切れ，過少月経

（文献1より引用）

1 発汗・寝汗とは？ なぜ起こる？

① 発汗の調節機構

- 発汗機能の目的のひとつは体温調節であり，体温が上昇すると通常は皮膚の血流量が多くなり，体内の熱を皮膚から放出させます。さらに体温が上昇するとエクリン腺より発汗を生じ，その気化熱で体温を下げます。このように発汗は体温調節機構のひとつであるため"温熱性発汗"と呼ばれます。手掌・足底を除く全身で生じ，視床下部が体温調節中枢となっています[3]。

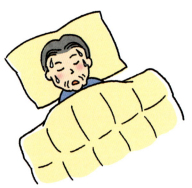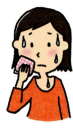

- このような体温調節とは異なり，情動的変動や精神的緊張によるものは"手掌部発汗反応（精神性発汗）"と呼ばれます。常温においても，手掌・足底で情動的変動によって瞬時に微量の分泌を示すことが特徴で，体温調節とは関連しません。その中枢は大脳辺縁系や前頭葉皮質にあり，同部位が脳血管障害や腫瘍により障害を受けると発汗の異常が生じます[3]。
- 発汗は温熱刺激および情動刺激のほかに，生体活性物質や化学薬品など多くの物質により刺激されますし，また自律神経障害では発汗の異常が認められます[3]。

② 発汗・寝汗がよく認められる疾患と漢方治療の適応，不適応

- バセドウ病や褐色細胞腫などの内分泌疾患，感染症，特に結核などの微熱が続く疾患，悪性リンパ腫や一部の悪性腫瘍，低血糖，妊娠，自律神経障害，閉経期・更年期障害，心不全や慢性呼吸器疾患，縦隔腫瘍や大動脈瘤などの胸腔内疾患といった多くの病態で，発汗異常がみられます[3]。したがって，原因の検索が重要であるのは言うまでもありません。

- 原因が明らかで，西洋医学的治療により速やかに症状の改善がみられる場合は，漢方治療の適応とならないでしょう。ただ，原因となる疾患の治療を行っても改善が難しい場合や，症状が軽微であり漢方治療の効果が期待できる場合，また原因が明らかでない場合は，漢方治療の適応であると言えるでしょう。

2 漢方医学の考え方は？

① 急性感染症の漢方処方のコツ

- 急性感染症の初期において，発汗の有無は処方の決定に重要です。急性感染症の初期に汗があることは虚証であることを，汗がないことは実証であることを示すと考えます。つまり急性感染症の初期で，汗がある場合や明らかに虚弱であり体力のない場合は，虚証であると考えて桂枝湯を使います。

- しかし消化器症状の出現する感染症の中期になると，虚実に関係なく往来寒熱と呼ばれる，悪寒と熱感が交互に現れる熱型を示すようになります。この際に解熱とともに発汗がみられますが，この時期には柴胡の入った処方を用いることが多く，その代表的な処方が小柴胡湯です。

② 寝汗を漢方医学的に考えると？

- 次に寝汗についてですが，寝汗は盗汗とも言います。昭和初期の代表的漢方医家であった大塚敬節は，「眠っているときにだけ出て，目が覚めているときに出ない」のが盗汗であり，「目の覚めているときと眠っているときとを分かたず，じめじめと自然に汗の出る」のを自汗と言う，と述べています[4]。

- 漢方医学的には，寝汗＝盗汗は虚弱体質者＝虚証に認めることの多い症状であると考えます。この場合，ほかに虚証を示す症状や徴候がないか確認する必要があります（**表2**）。

表2　虚証の徴候

- 疲れやすい，だるい
- 寝汗をかく
- 食後に眠気・倦怠感がある
- 元気がない
- 根気がない

③補中益気湯が第一選択となるのはなぜ？

■ 発汗・寝汗の第一選択薬である補中益気湯や，その他の黄耆建中湯，十全大補湯，防已黄耆湯などに含まれる黄耆は，止汗，強壮の作用があるとされています。また，発汗や寝汗に加えて，疲れやすい・体力がないなどの虚証の徴候がある場合は，黄耆と人参（強壮，健胃の作用があります）を含んでいる参耆剤を使うことが多く，その代表的な処方が補中益気湯や十全大補湯になります。

ここをチェック

➡ 発汗・寝汗だけではなく，他の症状にも注目することが大切です。

ちょこっとmemo

麻黄の入った処方は要注意！

◉ 麻黄の入った処方（麻黄湯や葛根湯など）を内服した後に，流れるほど汗が出て，ぐったりと脱力した状態になることがあります。これは生来虚弱な方や体力のない方に現れる状態です。そういう方には麻黄の入った処方は使えません。桂枝湯もしくは香蘇散を用います。

文 献

1) 喜多敏明：プライマリケア漢方. 日本医事新報社, 2007, p38.
2) 二宮文乃：漢方の臨. 2011；58(11)：2209−17.
3) 磯崎 収, 他：日医師会誌. 2011；140（特別2）：S140−S142.
4) 大塚敬節：大塚敬節著作集 第3巻. 春陽堂, 1980, p97−102.

（新　桂一）

■ 2 章：全身症状のみられる患者さんでどう使う？

03 浮 腫

良い適応となるのは？

- 原因が特定できない非特異的な場合や，西洋医学的治療による効果が得られない場合，あるいは副作用のために西洋薬の服用継続が困難な例に考えるとよいでしょう。

処方薬はこれ！

第一選択

▶ "口渇・多飲・飲水のわりに尿量が少ない" のが典型的な症候（明らかでないことも）。頭痛，めまい，悪心，嘔吐，下痢などを伴うこともあり，そんなときには**五苓散**

第一選択薬が効かないときや，その他の特徴的な症候を示している例には？

五苓散の関連処方

▶ 黄疸や肝機能障害を伴う ➡ **茵蔯五苓散**
▶ 季肋部の抵抗・苦満感あり／口の苦味・粘り／慢性腎炎・ネフローゼ症候群 ➡ **柴苓湯**

女性に用いる機会の多い処方

▶ 水太りタイプ／汗かき（多汗症）／変形性膝関節症 ➡ **防已黄耆湯**
▶ 瘀血の徴候（月経異常／皮膚粘膜のうっ血・暗赤色・紫色化／紫斑／下腹部の抵抗・圧痛など）に加え，冷え症／顔色不良／華奢 ➡ **当帰芍薬散**
▶ 顔色良好／がっちり型／下肢静脈瘤 ➡ **桂枝茯苓丸**

中高年者以上に用いる機会の多い処方

▶ 腎虚の徴候（腰痛・下肢の痛みやしびれ／頻尿・排尿困難などの排尿障害／口内乾燥感／目のかすみ／手掌・足底のほてり／下腹部の力がない）➡ **八味（地黄）丸**
▶ 八味（地黄）丸で効果不十分 ➡ **牛車腎気丸**

胃腸虚弱者に用いる処方

- ▶ 冷え/全身倦怠感/下痢/浮遊感 ➡ **真武湯**（しんぶとう）
- ▶ 食欲不振/胃もたれ/心下振水音 ➡ **六君子湯**（りっくんしとう）
- ▶ 全身倦怠感/寝汗/食後の眠気/内臓下垂（感）➡ **補中益気湯**（ほちゅうえっきとう）

その他

- ▶ 心不全症状/上腹部の抵抗/黒い顔色 ➡ **木防已湯**（もくぼういとう）
- ▶ 動悸/息切れ/便秘/腓腹筋の把握痛 ➡ **九味檳榔湯**（くみびんろうとう）
- ▶ 尿路系炎症（膀胱炎など）/尿路結石/尿路出血 ➡ **猪苓湯**（ちょれいとう）

処方の前に押さえておこう！

- 一般的に浮腫のあるときに用いられる処方の多くは，甘草（かんぞう）が含まれていません。
- 甘草には抗利尿作用があり，甘草を含む処方を用いる場合には，浮腫の増悪や低カリウム血症・高血圧を呈する偽アルドステロン症に注意する必要があります。
- 八味（地黄）丸・牛車腎気丸は，服用後に胃もたれ・下痢などの胃腸症状がみられる場合があるため，胃腸虚弱者への処方には注意が必要です。

1 浮腫とは？ なぜ起こる？

- 臨床的には，間質液量の異常な増加と定義され，種々の原因で生じます。
- 全身性浮腫は心血管系，肝性，腎性，内分泌性，低栄養性，薬剤性，特発性に大きく分類されます。中でも一般臨床（特に女性）において比較的頻度が高く，見逃されやすい甲状腺機能低下症の鑑別は重要と思われます。

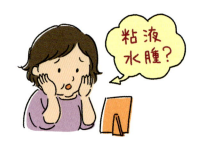

2 漢方医学の考え方は？（表1）

- 浮腫は，気血水で言うところの水の異常＝水毒（水滞）の一症状としてとらえられます。
- 水毒に用いられる漢方薬/生薬は「利水剤/利水薬」と呼ばれます。
- 利水剤は，西洋薬のような強制利尿ではなく体内の水分代謝調節作用を持ち，生体に水分が過剰で不要の場合は排出，必要な場合にはその保持と，生体にとってはその恒常性

表1　浮腫──漢方医学で着目する点はここだ！

1. 水毒の典型的な徴候があるか？	口渇・口乾の有無，飲水量，排尿の状態（尿量低下，頻尿），便通状態（下痢，便秘），頭痛，めまい（感）
2. その他の特徴的な徴候があるか？	●月経異常，皮膚粘膜のうっ血・暗赤色・紫色化，紫斑，静脈怒張（瘀血） ●腰痛，下肢の痛みやしびれ，排尿障害，口内乾燥感，手掌・足底のほてり（腎虚） ●食欲不振，胃もたれ，易疲労，倦怠感，寝汗（胃腸虚弱）
3. 身体所見・腹部所見はどうか？	●体格：やせ，肥満（いわゆる水太り） ●歯痕舌：舌の辺縁に歯の圧痕を認める（☞**10頁**，**表6**）。水毒でみられる ●腹力の強弱 ●上腹部をたたくと水音を聴取（心下振水音） ●下腹部の抵抗・圧痛（瘀血の腹証） ●上腹部に比べ下腹部の力がない（小腹不仁） ●季肋部の抵抗あるいは按圧による苦満感（胸脇苦満）

の維持に働くと考えられています。

■ 漢方医学では，水毒以外の症候も勘案して総合的な判断により処方を鑑別していきます。主に瘀血，腎虚，胃腸虚弱の徴候の有無に注目します。

■ 胃腸虚弱者では，消化器系機能を高めることにより浮腫の軽減を期待できる場合もあります（利水剤を併用することもあります）。

腹証の把握

■ **心下振水音**：基本的に胃腸虚弱の徴候ですが，五苓散でも軽度にみられる場合があります。

■ **下腹部の抵抗・圧痛**：瘀血の腹証として駆瘀血剤が用いられます。虚証では当帰・川芎を含む処方（代表方剤：当帰芍薬散），実証では桃仁・牡丹皮を含む処方（代表方剤：桂枝茯苓丸）を考えます。

■ **胸脇苦満**：柴胡の配合された処方を考えます。

ちょこっとmemo

五苓散のAQP阻害作用

● 近年，細胞膜の水透過性を調節するアクアポリン（aquaporin；AQP）と呼ばれる水チャネルが注目されており，五苓散の利水作用の一部はこのAQPの阻害作用を介して発現していることが基礎薬理学的研究において示唆されています。

● 現在，AQPは哺乳類において13種類のアイソフォームが同定されており，それぞれ体内の局在が異なっています（**表2**）。

表2　AQPのヒト体内分布と欠損マウス表現型

AQP	ヒト体内分布	欠損マウス表現型
AQP3	皮膚，腎，肺，眼球，消化管	尿量増加，皮膚乾燥
AQP4	腎，脳，肺，消化管	脳浮腫形成抑制
AQP5	唾液腺，汗腺，肺	唾液/汗/気道液の分泌低下

- 基礎研究において，五苓散はAQP3，4，および5の水透過性を著明に抑制することが示されており，構成生薬である蒼朮中のマンガンを含有する成分が，五苓散のAQP遮断作用に関わる活性成分のひとつと考えられています[1]。

- 一方，近年AQP類は細胞の遊走や増殖能などにも影響することが知られています。AQP3，4，および5には水チャネル活性と無関係に炎症応答（ケモカイン産生）を亢進する働きがあり，五苓散はAQP4やAQP5の発現細胞においてケモカイン発現を著明に低下させ，その作用は構成生薬の桂皮によると推定されています[1]。

- これらの研究から，五苓散はAQPを介した水透過性の阻害作用と，AQP存在部位で選択的に炎症反応を抑制するという，少なくとも2つの作用を併せ持っていることが推察されます。慢性硬膜下血腫や急性胃腸炎などにも臨床応用される五苓散の薬理作用についてさらなる解明が期待されます。

文 献

1) 礒濱洋一郎：ファルマシア．2018；54(2)：139-43.
2) 佐藤 弘：Mod Physician．2001；21(6)：773-4.
3) 花輪寿彦：診断と治療．1992；80(3)：393-7.
4) 礒濱洋一郎：Orthopaedics．2015；28(5)：9-14.

（永尾　幸）

■ 3章：消化器症状のみられる患者さんでどう使う？

04 食欲不振

良い適応となるのは？

● 食欲不振は多くの疾患でみられますが，原疾患が軽快しても消失しない場合や，原疾患が不明，または治療困難な場合も適応になります。

処方薬はこれ！ **第一選択**

▶ 体力中等度で，苦味を気にしないときに**半夏瀉心湯**（はんげしゃしんとう）

▶ 体力低下し，比較的甘みを好むときに**六君子湯**（りっくんしとう）

第一選択薬が効かないときや，その他の特徴的な症候を示している例には？

体力なし

▶ 消化器症状とともに疲労・倦怠感が強い ➡ **補中益気湯**（ほちゅうえっきとう）

▶ 上記に加えて身体の冷え，また全身衰弱の傾向にある者 ➡ **十全大補湯**（じゅうぜんたいほとう）

▶ めまい，頭痛 ➡ **半夏白朮天麻湯**（はんげびゃくじゅつてんまとう）

▶ 身体の冷えと下痢・軟便を伴う ➡ **真武湯**（しんぶとう）

▶ げっぷと精神不安 ➡ **茯苓飲合半夏厚朴湯**（ぶくりょういんごうはんげこうぼくとう）

▶ 心下振水音や浮腫 ➡ **胃苓湯**（いれいとう）

体力中等度

▶ 心窩部痛と口腔内の苦味 ➡ **柴胡桂枝湯**（さいこけいしとう）

▶ 便通異常と精神緊張・精神不安 ➡ **四逆散**（しぎゃくさん）

▶ 腹部膨満，気鬱傾向 ➡ **平胃散**（へいいさん）

体力あり，熱状を呈するもの

▶ 赤ら顔，心窩部痛，悪心 ➡ **黄連解毒湯**（おうれんげどくとう）

▶ 腹部膨満，便秘 ➡ **調胃承気湯**（ちょういじょうきとう）

> **処方の前に押さえておこう！**
> - 食欲不振は消化器症状として単独でみられるよりも，多くはもたれ，悪心，胸焼け，腹痛などを伴います。
> - 食欲不振の漢方治療では，食欲不振以外の症状を目標にして効果を得ることもしばしば経験されます。本書の他項も参照して下さい。

1 食欲不振とは？

- 食欲不振は食物を摂取したいという生理的欲求が減退した状態で，空腹感や満腹感とは異なる感覚です。食欲調節中枢の異常で食欲が低下するもの以外に，消化器疾患・悪性腫瘍をはじめ多くの疾患でみられる非特異的な症状です。

① 慢性疾患と食欲不振

- 慢性疾患は食欲不振をよく合併します。原疾患の治療で軽快することもあれば，食欲不振のために原疾患の治療に難渋することもあり，食欲不振の治療が治療全体にとって有益であることはしばしば経験されることです。

② 急性疾患と食欲不振

- 急性疾患でも，感染性胃腸炎をはじめ，感染症の発熱や疼痛性疾患にはよくみられ，症状の軽快とともに食欲も回復します。多くは原疾患の治療が優先されます。

③ 食欲不振を治療する前に

- 慢性的な食欲不振の訴えがあれば，まず，体重の増減に注意し，消化器疾患をはじめ，悪性腫瘍の有無，内分泌疾患や腎疾患など，現代医学的治療を優先させるべき疾患の存在について検査が必要です。体重減少が著しい場合は，特に慎重な検査が求められます。また，神経性食欲不振症など精神疾患も念頭に置く必要があります。その上で，漢方治療の適応を判断します。

2　漢方医学の考え方は？

- 種々の疾患の随伴症状として食欲不振がみられる場合，漢方医学的所見は原疾患によって異なってきます。一般に慢性疾患が悪化すると食欲不振は高率に合併し，虚証として治療が必要になります。
- 一方，特に注目すべき原疾患がなく，「以前から胃が弱かった」などと訴えるときは，脾胃の虚と考えられます。漢方医学の脾は現代の脾臓とは異なり，消化吸収に関する臓器と認識され，胃に入った食物は胃と脾によって消化吸収が行われるとされています。このことから，脾胃の虚とは胃腸の機能低下を意味し，消化吸収能低下や消化管運動異常なども含まれると言えます。この脾胃の虚には人参，黄耆などを含む補剤が用いられます。
- 脾胃の虚が慢性に経過すると，水分代謝異常（水毒または水滞）の合併が多く，浮腫や心下振水音などがみられます。半夏，茯苓，白朮など水分を調節する生薬（利水剤）も一緒に用いられます。
- 感染症以外の急性疾患による食欲不振には食傷➡があり，これは暴飲暴食によって生じるものです。胃熱➡や便秘などを伴うことが多く，厚朴や黄連・黄芩，大黄などが用いられます。

「食傷」：飲食の不摂生により胃腸が傷害される病証。腹部膨満，食欲低下，げっぷ，悪心・嘔吐，下痢などを表します。

「胃熱」：胃が熱を持つ病証。具体的には，口渇，すぐ空腹になる，胸焼け，尿の色が黄赤になる，便秘などを呈します。

- ストレスによる食欲不振は気の変調から多くみられます。イライラや不安感，不眠などを伴い，五臓論からは肝脾不和と呼ばれます。
- 機能性胃腸症による食欲不振に伴う主な症状と，頻用される生薬を表1にまとめました。

表1 機能性胃腸症による食欲不振（食欲不振に伴う症状と頻用される生薬）

明らかに体力低下した場合

		食欲不振に伴う主要症状	頻用生薬
気	気虚	疲労・倦怠, 無気力など	人参, 黄耆
	気鬱	抑うつ傾向, 咽頭閉塞感など	蘇葉, 厚朴
	気逆	冷えのぼせ, 動悸, 頭痛など	蘇葉, 桂枝
血	血虚	皮膚乾燥, 顔色不良など	地黄, 当帰
水	水毒	心下振水音, 浮腫, めまい・立ちくらみなど	白朮, 茯苓, 猪苓, 附子

体力低下が軽度の場合

		食欲不振に伴う主要症状	頻用生薬
気	気鬱	抑うつ傾向, 不眠, イライラなど	柴胡, 釣藤鈎
	気逆	のぼせ, 顔面紅潮, 頭痛など	黄連, 黄柏
血	瘀血	毛細血管拡張, 皮膚甲錯, 痔疾, 月経異常など	牡丹皮, 桃仁, 芍薬, 大黄
水	水毒	浮腫, めまい, 発汗異常など	蒼朮, 茯苓, 猪苓, 麻黄

ちょこっとmemo

証に合わせて補剤を用いてみよう！

◉ 慢性疾患や手術後で, 体力低下を伴う食欲不振には補剤が良い適応になります。消化管手術後の食欲不振に十全大補湯, 肺気腫などの慢性呼吸器疾患によるものには人参養栄湯, 貧血や不眠を伴うものには帰脾湯などが用いられます。証に合わせて補剤を用いると, 食欲や体力の回復に有効です。

六君子湯と四君子湯

◉ 食欲不振に六君子湯を用いることは多いですが, 四君子湯はあまり使われていないようです。

◉ 四君子湯と六君子湯には異なる作用がみられます。六君子湯は内視鏡など諸検査で異常がないのに, 長期に上部消化管症状を訴える患者に多く用いられます。四君子湯は六君子湯より体力が落ちている場合に用いられます。また, 機能的疾患のみならず, 器質的疾患により体力が落ちた状態にも用いられます。たとえば, スキルス胃癌の食欲不振に四君子湯を用いることで, 一時的ではありますが食欲・体調の著しい改善を得られた経験があります。

ガイドラインに六君子湯の記載があるもの

◉ 六君子湯の記載がある国内のガイドラインについては, **3章05**（☞**38頁**）をご参照下さい。

（中村東一郎）

■ 3章：消化器症状のみられる患者さんでどう使う？

05 胃もたれ

良い適応となるのは？

● 機能性胃腸症，特に食後愁訴症候群が漢方治療の良い適応となる代表的な疾患です。

処方薬はこれ！　　第一選択 ▶ この症状に幅広いスペクトルを有する六君子湯（りっくんしとう）

第一選択薬が効かないときや，その他の特徴的な症候を示している例には？

体力なし／腹力弱い
▶ やせが強い ➡ **四君子湯**（しくんしとう）
▶ 下痢／尿量多い／唾液がたまる ➡ **人参湯**（にんじんとう）
▶ 心窩部痛／胸焼け ➡ **安中散**（あんちゅうさん）
▶ げっぷが多い ➡ **茯苓飲**（ぶくりょういん）
▶ 弱い季肋部の抵抗・苦満感／腹部大動脈拍動亢進 ➡ **柴胡桂枝乾姜湯**（さいこけいしかんきょうとう）

体力中等度ないしそれ以上
▶ 食べすぎによって起こったもの ➡ **平胃散**（へいいさん）
▶ 心窩部の抵抗・苦満感強い／苦味に耐えられる／下痢 ➡ **半夏瀉心湯**（はんげしゃしんとう）
▶ 上記に似るが心窩部痛あり ➡ **黄連湯**（おうれんとう）

▶ 季肋部の抵抗・苦満感あり／口の苦味・粘り ➡ **小柴胡湯**（しょうさいことう）
▶ 季肋部の抵抗・苦満感あり／腹直筋緊張 ➡ **四逆散**（しぎゃくさん）
▶ 季肋部の抵抗・苦満感が強い／便秘 ➡ **大柴胡湯**（だいさいことう）

35

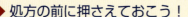

処方の前に押さえておこう！
- 臨床上，機能性消化管障害においてはオーバーラップを認めることが多いとされます。
- 食後愁訴症候群と心窩部痛症候群，あるいはこれらと過敏性腸症候群とのオーバーラップが多くみられます。
- 漢方治療では，こうしたオーバーラップ症例に対しても1つの処方で対処可能な場合があるのが特長でもあります。

1　胃もたれとは？　なぜ起こる？

- 胃もたれは，食べた後いつまでも胃に食物が残っている感覚です。単独で現れるのではなく，食欲不振，悪心，噯気（げっぷ）などの消化器症状や「疲れやすい」などの非消化器症状を伴うことも多くみられます。
- また，普通の食事でもすぐお腹が張って食べられなくなるという症状（早期飽満感）を同時に訴えることも少なくありません。早期飽満感は胃の受容性弛緩の障害，食後のもたれ感は胃排出能の低下という胃の運動機能障害として理解されています。
- これら2症状は，機能性胃腸症のうち食後愁訴症候群の診断基準に載るもので，時に胃癌などもあり，器質的疾患，特に悪性腫瘍の除外が重要です。

2　漢方医学の考え方は？（表1）

表1　胃もたれ──漢方医学で着目する点はここだ！

1. 他の消化器症状の併存があるか？	食欲不振，胸焼け，悪心・嘔吐，げっぷ，口の苦味・粘り，便通状態（下痢，便秘，便秘・下痢交替）
2. 非消化器症状があるか？	易疲労・倦怠感，食後の眠気・倦怠感，寝汗，元気の有無，苦味の好悪
3. 身体所見・腹部所見はどうか？	体格：やせ，肥満（かた太り，いわゆる水太り） 腹力の強弱 心窩部の抵抗あるいは按圧による苦満感（心下痞鞕） 季肋部の抵抗あるいは按圧による苦満感（胸脇苦満） 上腹部をたたくと水音を聴取（心下振水音） 大動脈の拍動亢進（腹部動悸） 腹部正中部に白線を触知（正中芯）

- 心下痞（しんかひ）と考えられます。消化管の機能低下に基づくものは，慢性に経過し虚証が多いと考えられます。人参配合剤で消化管の機能回復を図ります。
- 一方，食べすぎなどで食物の停滞が急性に生じた場合（宿食）は実証と考え，この停滞を

排除する処方を用います。

- 排除する力にも強弱があり，体力や腹力の有無，便秘の有無などで鑑別していきます。これには，瀉心湯類や柴胡剤をよく用います。

① 虚実の鑑別

- 特に虚証かどうかの把握を行います。冒頭の「処方薬はこれ！」に挙げた「体力なし／腹力弱い」は，漢方医学的に虚証と考えられる例を表しています。
- そのほかに疲れやすい，腹部所見で正中芯，腹部動悸亢進，心下振水音などを認める場合も虚証と考えます。
- 「体力中等度ないしそれ以上」の例は，虚証症候が明らかではない例，あるいは食事の停滞を排除する必要のある例（実証）を示します。

② 腹証の把握

- **心下痞鞕**：虚証で人参剤を，虚証の症候が認められない例では瀉心湯類（黄連と黄芩両方を含む処方群）を考えます。
- **胸脇苦満**：柴胡の配合された処方，柴胡剤を考えます。胸脇苦満の強い例は実証，弱い例は虚証として対応することが多いです。
- **心下振水音**：胃内停水とし，虚証の症候です。人参，茯苓，朮などの配合された処方を用います。ただし飲食直後にみられる場合は，有意な所見とはとれません。

ちょこっとmemo

近代医学からみた六君子湯の薬理作用

- 古典に記載される六君子湯の適応病態は臨床的効果を実感させることが多いです。そして最近の六君子湯に関する作用機序についての研究も，適応病態の理解に役立つものが多いことも特徴と言えます。
- 薬理作用を**表2**に示します。

表2　六君子湯の薬理作用
胃適応性弛緩改善作用
胃排出能促進作用
胃粘膜血流増加作用
胃粘液分泌促進作用
抗うつ作用
グレリン分泌促進を介した食欲亢進作用
NERD*患者に対する自覚症状改善作用

＊非びらん性胃食道逆流症

六君子湯の記載を含むガイドライン

● 引用論文が存在し，エビデンスと推奨のグレーディングがあり，その記載を含むガイドラインを下記に挙げます。

①小牧 元, 他編：『心身症診断・治療ガイドライン2006』
- functional dyspepsia（FD）の治療薬として

②日本皮膚科学会, 他編：『全身性強皮症診療ガイドライン2012』
- 4. 消化管病変 CQ4：六君子湯は上部消化管の症状に有用か

③日本消化器病学会：『機能性消化管疾患診療ガイドライン2014－機能性ディスペプシア（FD）』
- CQ4-10：FDの治療薬として，漢方薬は有効か？

④日本消化器病学会：『胃食道逆流症（GERD）診療ガイドライン2015（改訂第2版）』
- CQ4-6：消化管運動機能改善薬，漢方薬などPPIとの併用で上乗せ効果が期待できる薬剤はあるか？
- CQ6-6：術後食道炎の治療に薬物治療は有用か？

注目される最新のエビデンス

● 機能性消化管障害の診断基準である ROME Ⅳのfunctional dyspepsiaの項に, fundic relaxantsのひとつとして六君子湯が掲載されています。

（佐藤　弘）

■3章：消化器症状のみられる患者さんでどう使う？

06 胸焼け

良い適応となるのは？

• 胃食道逆流症（GERD）のうち，特に非びらん性胃食道逆流症が良い適応です。

処方薬はこれ！

第一選択

▶ 胃もたれや食欲不振を伴うときに**六君子湯**（りっくんしとう）
▶ 腹痛を伴うときに**安中散**（あんちゅうさん）

第一選択薬が効かないときや，その他の特徴的な症候を示している例には？

体力なし/腹力弱い

▶ 悪心があり飲食できないとき/とりあえず試す場合 ➡ **小半夏加茯苓湯**（しょうはんげかぶくりょうとう）
▶ 上腹部の冷えや痛み/唾や尿が多いとき/食欲不振 ➡ **人参湯**（にんじんとう）

体力中等度

▶ 心窩部の抵抗・疼痛/生臭いげっぷ/下痢 ➡ **半夏瀉心湯**（はんげしゃしんとう），**生姜瀉心湯**（しょうきょうしゃしんとう）*
＊半夏瀉心湯に生姜汁を加えたもの

▶ 上腹部膨満感/げっぷが多い ➡ **茯苓飲**（ぶくりょういん）
▶ 咽喉・頸部のつまり感/不安感が強い ➡ **半夏厚朴湯**（はんげこうぼくとう）
▶ 季肋部の抵抗・苦満感あり/不安感・咽喉部のつまり感 ➡ **柴朴湯**（さいぼくとう）
▶ 季肋部の抵抗・苦満感あり/悪心 ➡ **小柴胡湯**（しょうさいことう）
▶ 胸部の痛み/冷えで悪化 ➡ **当帰湯**（とうきとう）

体力充実

▶ のぼせや赤ら顔/暑がり ➡ **黄連解毒湯**（おうれんげどくとう）
▶ 便秘が顕著な場合/腹部膨満が強いとき ➡ **大黄甘草湯**（だいおうかんぞうとう），**大承気湯**（だいじょうきとう）

39

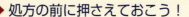

処方の前に押さえておこう！
- 胃食道逆流症（GERD）は，内視鏡所見陽性で症状がみられる逆流性食道炎と，所見がないのに症状がみられる非びらん性胃食道逆流症（NERD）に分けられます。
- 逆流性食道炎には従来のプロトンポンプ阻害薬（PPI）や新しいカリウムイオン競合型アシッドブロッカー（P-CAB）が著効しますが，NERDには半数以下しか効きません。

1 胸焼けとは？ なぜ起こる？

- 胸焼けの多くは，胃酸などが食道に逆流して食道粘膜を刺激したり傷害することによって起こります。
- 原因として，食道ヘルニアや下部食道括約筋の弛緩，食道運動や胃運動の異常，腹圧亢進や姿勢によって，胃酸などの胃内容物が逆流することが挙げられます。
- 多くは胃酸逆流が原因ですが，胃幽門部手術後の胆汁酸やトリプシンなどの非酸逆流，消化管内気体の逆流によるものもあります。
- 最近は，同じ症状でも好酸球性食道炎が増えており，鑑別が必要なことがあります。
- 狭心症や心筋梗塞などの虚血性心疾患や大動脈疾患（大動脈瘤，大動脈解離）でも，胸焼けを訴えることがあるため，鑑別が必要です。
- 胃酸の逆流が，気管支喘息を引き起こすことがあります。

2 漢方医学の考え方は？（表1）

- 胸焼けが強く食事ができないなど，服薬もできない悪阻(つわり)のような状態のときは，とりあえず悪心をおさめる処方を用います。
- 胃の機能低下により食物の停滞や胃内水分の貯留に伴った食道への逆流に対しては，胃の機能を正常化して順行運動を高めることによって対処します。
- 胃から腸にかけての腸管運動低下によって，便秘や腹部膨満がみられる場合は，蓄積した糞便を瀉下することによって胃腸の順行運動を高める処方を用います。
- 胸部の気が下がらず停滞したり逆行することによって胸焼けが起こる場合は，気をめぐらせて下げる処方を使います。

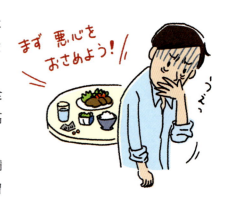

表1 胸焼け──漢方医学で着目する点はここだ！

病態	注目する症状
1. 悪心で飲食できないか？	まず悪心を抑える（☞ **3章07**）
2. 胃の機能低下はないか？	胃のもたれ感，食欲低下，上腹部の冷え，胃の膨満感，げっぷをすると楽になる，胃でポチャポチャ音がする
3. 上腹部の冷えはないか？	腹診上で冷えを感じる，心下痞鞕がある
4. 腹部膨満がないか？	腹部ガスが多い，便塊を触れる，便秘がある，下痢しやすい
5. 胸部の冷えはないか？	突き刺すような胸部痛，冷えで増悪，腹部の冷え，腹部膨満
6. 胸部で気滞はないか？	喉のつまり感，胸のつまり感，息苦しさ，不安感，胸脇苦満がある
7. 実証でのぼせ症状はないか？	赤ら顔，易興奮性，易怒性，暑がり

ちょこっとmemo

GERD，NERDに対する六君子湯の効果

◉ 機能性ディスペプシアのみならず，GERDに対する六君子湯の作用機序の解明（ラット食道粘膜上皮の細胞間間隙開大を抑制）[1] も進んでいます。

◉ 難治性GERDに対するラベプラゾール10mg＋六君子湯投与群の有効性が，ラベプラゾール20mg投与群に相当するという結果が報告されました。特に男性NERD，BMIが低いNERDの患者さんで有意に効果が高くなっていました[2]。

文献

1) Miwa H, et al:J Gastroenterol. 2010;45(5):478-87.
2) Tominaga K, et al:J Gastroenterol. 2012;47(3):284-92.

（久保田達也）

■ 3章：消化器症状のみられる患者さんでどう使う？

07 悪心・嘔吐

良い適応となるのは？

- 急性および慢性胃炎，感染性胃腸炎，機能性胃腸症，二日酔いなどです。

処方薬はこれ！ **第一選択** ▶ 水毒症状と考え，利水剤として代表的な**五苓散**（ごれいさん）

第一選択薬が効かないときや，その他の特徴的な症候を示している例には？

体力なし／腹力弱く胃腸虚弱傾向

▶ 常に悪心があって食べられない／妊娠悪阻（つわり） ➡ **小半夏加茯苓湯**（しょうはんげかぶくりょうとう）（冷飲させる）

▶ 冷えが強い／上腹部が冷えている／唾液がたまる／下痢 ➡ **人参湯**（にんじんとう）

▶ 食欲低下／食後に胃もたれ ➡ **六君子湯**（りっくんしとう）

▶ 食欲低下／やせが強い ➡ **四君子湯**（しくんしとう）

▶ 胸焼け／神経質／冷え症／空腹時に悪化 ➡ **安中散**（あんちゅうさん）

▶ 六君子湯証で悪心が強いもの，妊娠悪阻（つわり） ➡ **二陳湯**（にちんとう）*
　*六君子湯，半夏白朮天麻湯，清肺湯，五積散などの処方に含まれている

▶ 頭痛／肩こり／手足の冷えを伴う ➡ **呉茱萸湯**（ごしゅゆとう）

体力中等度ないしそれ以上

▶ 心窩部の抵抗／苦満感／げっぷ／下痢 ➡ **半夏瀉心湯**（はんげしゃしんとう）

▶ 喉のつかえ感／胸の不快感／不安感がある ➡ **半夏厚朴湯**（はんげこうぼくとう）

▶ 胃部膨満感（ガスがたまった感じ）／げっぷ ➡ **茯苓飲**（ぶくりょういん）

季肋部の抵抗・苦満感を呈する場合

▶ 軽度／ストレス／腹痛／腹直筋緊張 ➡ **柴胡桂枝湯**（さいこけいしとう）

▶ 中等度／微熱・口の苦味 ➡ **小柴胡湯**（しょうさいことう）

▶ やや強度／ストレス／腹直筋緊張 ➡ **四逆散**（しぎゃくさん）

▶ 強度／便秘 ➡ **大柴胡湯**（だいさいことう）

> **処方の前に押さえておこう！**
> - 心下振水音，心下痞鞕のほか，胸脇苦満などの腹証を把握することが，鑑別の際に重要になります。
> - また，悪心・嘔吐のほかの随伴症状を問診で把握することも大切です。
> - 時に，胃癌や胃潰瘍，腸閉塞，胆石などでも，悪心・嘔吐を生じることがあります。頭痛を伴う場合はくも膜下出血，めまいを伴う場合は髄膜炎，メニエール病，胸痛を伴う場合は心筋梗塞など，器質的疾患，特に悪性腫瘍の除外が重要です。

1 悪心・嘔吐とは？ なぜ起こる？

- 悪心は，胃や胸がむかむかして吐きたくなる感覚です。嘔吐は，胃から飲食物や消化液が逆流して吐くことです。
- 急性および慢性胃腸炎で胃や腸の動きが低下し，嘔吐反射中枢が刺激された場合に多くみられます。
- 機能性胃腸症や，ストレスなどが原因で，自律神経失調症状として生じることもあります。

2 漢方医学の考え方は？（図1）

①まず，水毒を考えよう

- 水毒では，口渇，尿量減少を目標にしますが，自覚症状が乏しいことも少なくありません。ほかに，水毒の症状としては，下痢を伴ったり，身体がむくみやすかったり，頭痛やめまいがあります。また，気候，特に湿度の変化を受けやすい場合も，水毒を考慮します。
- 舌証（☞**10頁**，表6）では，舌が厚ぼったくむくんでいたり，歯痕を認めることがあります。腹証では，心下振水音を目標にしますが，心下痞鞕としてみられる場合もあります。
- 茯苓，朮，沢瀉（たくしゃ），半夏など，利水作用のある生薬を含む処方で，胃に滞った液体（胃内停水）をさばきます。
- 五苓散は，水毒症状に用いる代表的な利水剤です。六君子湯，小半夏加茯苓湯，二陳湯，茯苓飲なども利水作用があり，心下振水音が目標のひとつになります。

②悪心・嘔吐以外の胃腸症状を伴う場合

- 悪心・嘔吐以外の胃腸症状を伴うときは，脾虚といって消化機能の低下がベースにあって水毒を生じている可能性があります。

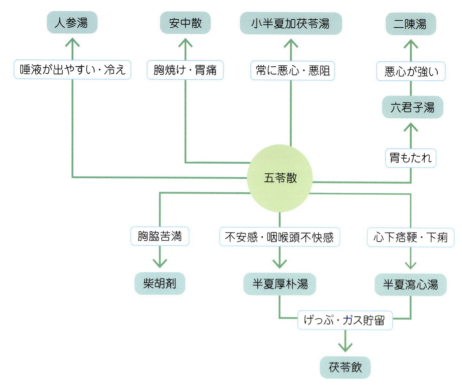

図1 悪心・嘔吐に用いる処方

- その場合は，人参，生姜，大棗など補脾作用のある生薬を含む処方を用います。六君子湯，四君子湯，人参湯などを用います。

③食べすぎやストレス・不安感などが強く関与している場合

- 一方，食べすぎやストレス・不安感などが強く関与しているときには，宿食➡，気鬱を考えます。腹証で，心下痞鞕や胸脇苦満をしばしば呈します。前者には瀉心湯類➡を，後者には柴胡剤をよく用います。

> ➡「宿食」：食べたものが胃腸に停滞している病証。多くは過食によって生じます。症状としては，腹部の膨満，悪心，食欲不振，便秘などが現れます。

> ➡「瀉心湯類」：黄連と黄芩を含む処方群を言います。虚証証候に乏しく，心下痞鞕を目標に使用します。「瀉心」とは，心下をすっきりさせるという意味と不眠や不安など精神症状の改善をも指します。

④ 水毒および気滞, 両方が考えられる場合

■ 水毒と気滞の両方が考えられる場合もあります。その場合は, 六君子湯と四逆散, 茯苓飲と半夏厚朴湯など合方（複数の処方を併用すること）を用いることもあります。

ちょこっとmemo

服用時の注意点

● 一般に漢方エキス製剤の内服は「温服」（お湯に溶かして内服または白湯で内服）を勧めることが多いのですが, 五苓散を含む一部の漢方薬では,「冷服」（いったんお湯に溶かしたものを冷やして内服, または水で内服）のほうが内服しやすく, かつ有効なことがあります。たとえば, 暑気あたりや激しい嘔吐の場合, また患者さんが温服を好まない場合は, 冷服が望ましいでしょう。

● 患者さんによっては, 顆粒剤でなく錠剤のほうが飲みやすいこともあり, 剤形を選択することで内服が可能になることもあります。

● また, 経口での内服が難しい, 激しい嘔吐の場合, 特に点滴が取りにくい小児では, 自家製の五苓散の坐薬による治療の有効性が多く報告されています。ただし院内処方の場合, 五苓散坐薬は保険適用外となるため, 保険請求は薬剤費のみになります。また, 薬局によっては坐薬の自家製剤加算で調剤可能な場合があるようです。今後, 五苓散坐薬による治療がさらに簡便になることが期待されます。

（黒川貴代／佐藤　弘）

■ 3章：消化器症状のみられる患者さんでどう使う？

08 腹痛・腹部膨満感

良い適応となるのは？

● 上腹部では胃炎，消化性潰瘍，機能性ディスペプシアなどが適応です。下腹部では過敏性腸症候群や瘀血による腹痛，寒冷刺激による腹痛などです。腹部膨満（感）の代表疾患であるイレウスは現代医学的治療に漢方薬を併用すると効果的で，開腹術後も良い適応となります。

処方薬はこれ！

胃炎・消化性潰瘍

▶ 急激な痛み ➡ **芍薬甘草湯**の頓服

▶ やせ型／冷え症／心窩部痛 ➡ **安中散**

▶ がっしり型／胃炎・潰瘍で痛みが強い ➡ **黄連湯，黄連解毒湯**

▶ 強いストレスが原因している場合 ➡ **四逆散**

▶ 弱いストレスが原因している場合 ➡ **柴胡桂枝湯**

機能性ディスペプシア（FD）

▶ やせ型 ➡ **四君子湯，六君子湯**（心窩部痛には効果が弱い）

▶ 中間型 ➡ **半夏瀉心湯**

▶ がっしり型／痛みが強い ➡ **黄連解毒湯**

▶ 心理的要因が強い ➡ **香蘇散，半夏厚朴湯**

胆石発作

第一選択 ➡ **大柴胡湯**

▶ 痛みが強いとき ➡ **芍薬甘草湯**を頓服

慢性膵炎

第一選択 ➡ **柴胡桂枝湯**

▶ 痛みが強いとき ➡ **芍薬甘草湯**を頓服

過敏性腸症候群（☞3章09）

- ▶ 腹満／腹痛 ➡ 第一選択 **桂枝加芍薬湯**
- ▶ 腹満／便秘 ➡ **桂枝加芍薬大黄湯**
- ▶ お腹がゴロゴロする／下痢 ➡ **半夏瀉心湯**
- ▶ 寒冷刺激で胃痛／下痢 ➡ **人参湯**
- ▶ 便秘下痢交替型 ➡ **柴胡桂枝湯，四逆散**
- ▶ 小児の腹満／便秘／下痢 ➡ **小建中湯**
- ▶ 神経質で几帳面な性格 ➡ **半夏厚朴湯**
- ▶ 抑うつ傾向 ➡ **香蘇散**

瘀血（末梢循環障害）による腹痛（月経などに関連する腹痛は☞7章）

- ▶ 臍傍の圧痛／やせ型 ➡ **当帰芍薬散**
- ▶ 臍傍の圧痛／がっしり型 ➡ **桂枝茯苓丸**
- ▶ S状結腸部の圧痛／便秘 ➡ **桃核承気湯**

寒冷刺激による腹痛

- ▶ お腹が冷えて便秘／腹満 ➡ **大建中湯**
- ▶ 下肢（下半身）が冷えて腹痛が出現 ➡ **当帰四逆加呉茱萸生姜湯**
- ▶ お腹の冷えや下痢を伴う ➡ **人参湯**または**人参湯**＋**附子末（附子理中湯）**

イレウス／腹部膨満

- ▶ 腸管ガスが多い／腹部の冷え ➡ 第一選択 **大建中湯**
- ▶ 痛みを伴う腹部膨満 ➡ **大建中湯**＋**桂枝加芍薬湯**
- ▶ 開腹手術後の麻痺性イレウス ➡ **大建中湯**（**当帰四逆加呉茱萸生姜湯**が有効な場合もある）

便秘を伴う腹部膨満

- ▶ 便秘を伴う腹部膨満／がっしり型 ➡ **大承気湯**
- ▶ 便秘を伴う腹部膨満／中間型 ➡ **調胃承気湯**

臨床所見よりも自覚症状が強い腹部膨満感

- ▶ 他覚所見は乏しいが訴えは強い ➡ **半夏厚朴湯，香蘇散**
- ▶ 他覚所見は乏しく，イライラが強い ➡ **抑肝散**
- ▶ 食べるとお腹が張る ➡ **平胃散，六君子湯，半夏瀉心湯**

> **処方の前に押さえておこう！**
> - 腹痛の原因は西洋医学的に十分検索しておくことが必要です。急性腹症を見逃さないことが重要です。
> - 寒冷刺激が腹痛を引き起こすことを念頭に置いて診察しましょう。実際の臨床ではこのタイプの腹痛はしばしばみられます。
> - 腹部膨満を訴える場合は，イレウスの有無，ガス貯留や便秘の有無を確認しましょう。
> - ストレスが原因と考えられる腹痛・腹部膨満があることを念頭に置きましょう。

1 腹痛・腹部膨満感とは？　なぜ起こる？

腹痛の原因は現代医学的に診断しましょう

- 急性腹症と呼ばれる手術などの救急処置を必要とする疾患は，今回の漢方薬による治療の対象からは除外します（ただし保存的に治療可能な虫垂炎や大腸憩室炎，虚血性大腸炎，尿管結石などには，漢方薬を補助的に使用することがあります）。
- 上腹部痛には腹部X線検査，上腹部内視鏡検査，腹部超音波検査などを実施しておきましょう。
- 胃炎・消化性潰瘍に対しては，H_2受容体拮抗薬やプロトンポンプ阻害薬（PPI）の有効性が確立しています。また*Helicobacter pylori*感染が明らかな場合は，除菌治療を実施しましょう。なお，漢方薬との併用は有効です。
- 下腹部痛は便秘や下痢が原因となることが多いですが，過敏性腸症候群，潰瘍性大腸炎，クローン病，虫垂炎，大腸憩室炎，大腸癌，月経痛を含めた婦人科疾患，泌尿器科疾患などを鑑別する必要があります。
- 保存的に治療が可能な癒着性イレウスの場合，通常のドレナージ治療とともに漢方薬の併用は有用であることが多く，軽症の場合は大建中湯などの漢方薬だけでも改善がみられます。
- 近年，腹部症状について「脳腸相関」の関与が注目されています。精神的なストレスが原因で引き起こされる腹痛や下痢・便秘があり，過敏性腸症候群や機能性ディスペプシアはその代表的な疾患です。逆に，胃腸の不安定さが精神的な不調を引き起こすことも指摘されています。
- 漢方では昔から心と体はお互いに強く影響しあうという「心身一如」の考え方があり，現代医学が漢方薬の効能について，そのメカニズムを説明できるようになってきたとも言えるでしょう。

2　漢方医学の考え方は？

- 急性の強い疼痛には，芍薬甘草湯の頓服が有効で速効的です。
- 季肋部の抵抗・圧痛（胸脇苦満）を認める場合は，四逆散や柴胡桂枝湯などの柴胡剤が有効です。ストレスによるものが多いですが，膵炎や胆石症などでも胸脇苦満がみられます。
- ストレスが関与する腹痛に対する四逆散や柴胡桂枝湯，心気症的な腹部膨満の訴えに対する半夏厚朴湯，香蘇散，抑肝散の使用は，漢方薬が脳腸相関に関与していることを証明しています。機能性ディスペプシアに対して六君子湯を投与すると腹部膨満が改善されますが，さらに消化管ホルモンであるグレリンの分泌を介して食欲亢進を促しており，漢方薬が脳腸相関に様々な効果をもたらしていることがわかります。
- 西洋医学では問題とすることは少ないですが，冷え（寒冷刺激）により誘発または増悪する腹痛・下痢などがあり，大建中湯，当帰四逆加呉茱萸生姜湯，人参湯などの温める漢方治療で改善が期待できます。
- 腹部膨満感の訴えで，便秘がみられたりガスが多い場合は大建中湯や大承気湯などを使います。

お腹を触りましょう（腹診）（図1）

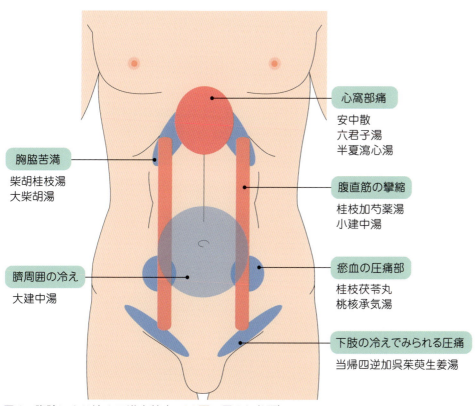

図1　腹診により決まる漢方薬（☞11頁，図1も参照）

- 臍周囲が冷たく触れるときは，大建中湯が有効です。
- 下半身の寒冷症状（足先が冷たいなど）がある場合は，両側鼠径部近傍に圧痛を認める
  ことが多く，当帰四逆加呉茱萸生姜湯が有効です。
- 腹直筋が緊張している場合は，桂枝加芍薬湯や小建中湯を考えます。
- 臍下周囲に圧痛を認めることがあります。瘀血（末梢循環不全）があることが多く，駆瘀
  血薬（桂枝茯苓丸や桃核承気湯）の適応です。

服用のコツ

➡大建中湯はできるだけ熱湯に溶いて，温かいうちに飲んで下さい（イレウスチューブより注入す
るときは，冷まして注入してもよいです）。

➡上腹部の訴えが強いときは，食前の服用が有効です。

ちょこっとmemo

疝（寒疝）について
◉ 寒冷の刺激を受けると痙攣性の腹痛が起きます。痛みが波のように強くなったり
弱くなったりします。これを「疝」または「寒疝」と呼びます。

ガイドラインにおける推奨と紹介された漢方薬
◉『機能性消化管疾患診療ガイドライン2014―機能性ディスペプシア（FD）』[1]では，
漢方薬について以下のように記載されています。
  - CQ4-10：FDの治療薬として，漢方薬は有効か？
    FDの治療薬として，漢方薬の一部は有効であり，使用することを提案する。
    推奨の強さ：2，合意率：100％，エビデンスレベル：A（質の高いエビデンス）
◉ また，ガイドラインで紹介された漢方薬としては，六君子湯と半夏厚朴湯が挙げら
れます。

文　献
1）　日本消化器病学会，編：機能性消化管疾患診療ガイドライン2014―機能性ディスペプシア（FD）．南江堂，2014.

（安斎圭一）

■3章：消化器症状のみられる患者さんでどう使う？

09 便秘・下痢

良い適応となるのは？

● 悪性腫瘍などの器質的疾患のない常習便秘や，下痢の場合は過敏性腸症候群が漢方治療の良い適応となります。

便秘の処方薬はこれ！　**第一選択**
▶ 便秘以外に特別な症状がない例には ➡ **大黄甘草湯**（だいおうかんぞうとう）

第一選択薬が効かないときや，その他の特徴的な症候を示している例には？

実証型

▶ 大黄甘草湯が効かず，残便感があり，腹力中等度以上 ➡ **調胃承気湯**（ちょういじょうきとう）

▶ 腹部膨満し硬く張り，皮下脂肪が厚い，抑うつ状態 ➡ **大承気湯**（だいじょうきとう）

▶ 自覚的に上腹部が張り胸脇苦満があり，肩こり，不眠症状がある ➡ **大柴胡湯**（だいさいことう）

▶ のぼせ気味で精神不安，顔面紅潮，腹力中等度以上，腹証で心下痞鞕を認める ➡ **三黄瀉心湯**（さんおうしゃしんとう）

▶ 体力あり，のぼせ，頭痛，精神・神経症状強く，小腹急結*，瘀血あり ➡ **桃核承気湯**（とうかくじょうきとう）

＊左下腹部に加えた擦過性の圧に対して感じる鋭い痛み

高齢者

▶ 体力のない高齢者，夜間多尿，大病後の潤いのない便 ➡ **麻子仁丸**（ましにんがん）

▶ 皮膚乾燥，手足のほてり，兎糞状の便 ➡ **潤腸湯**（じゅんちょうとう）

▶ 夜間頻尿，疲労感強く，腰痛，夕方の下肢の浮腫 ➡ **八味（地黄）丸**（はちみじおうがん）

小児や胃腸虚弱型

▶ 中間証，胸脇苦満を目標に。小児の便秘 ➡ **小柴胡湯**（しょうさいことう）

▶ 虚証，腹満あり，兎糞状の便 ➡ **小建中湯**（しょうけんちゅうとう）

▶ 高齢者，虚弱者，疲労・倦怠感の強い例の便秘 ➡ **補中益気湯**（ほちゅうえっきとう）

下痢の処方薬はこれ！　**第一選択** ▶ 腹痛（キューっとした痛み），腹満のある下痢
には ➡ **桂枝加芍薬湯**

第一選択薬が効かないときや，その他の特徴的な症候を示している例には？

▶ 便秘傾向であるが，一度出だすと軟便や下痢便になる，裏急後重あり ➡ **桂枝加芍薬大黄湯**

▶ 虚弱体質で腹痛が強い場合 ➡ **小建中湯**

▶ ガス貯留と冷えのある下腹部痛，腸管蠕動亢進を認める ➡ **大建中湯**

▶ 小児の下痢，口渇，尿量減少する水様性下痢 ➡ **五苓散**

▶ 手足や腹部の冷え，虚証の下痢 ➡ **人参湯**

▶ もたれや悪心を伴う中間証から実証の下痢 ➡ **半夏瀉心湯**

▶ 頭痛や四肢の冷えを伴う虚弱体質 ➡ **呉茱萸湯**

▶ 胃腸虚弱で抑うつ傾向 ➡ **香蘇散**

▶ 腹痛はあまりない，虚証や高齢者の下痢，食事の後にすぐ起こる下痢，早朝の下痢（鶏鳴下痢）
➡ **真武湯**

▶ 人参湯や真武湯が無効な下痢 ➡ **啓脾湯**

処方の前に押さえておこう！

- **便秘の場合**：通常の下剤で腹痛やひどい下痢になる症例（虚証）には，大黄を含む方剤の処方は注意しましょう。使用する場合には少量から始めます。

- **下痢の場合**：下痢の原因を探らなければなりません。感染性のものであれば抗菌薬を用いることになります。西洋薬で治療効果の薄い慢性化した状態に，漢方薬が用いられます。

---

1 便秘とは？　なぜ起こる？

■ 一般には，便性状において水分の減少，排便量・排便回数の減少を指すと思われますが，便意の欠如，残便感，排便困難などをも含めて便秘と言うことがあります。

■ 原因は多岐にわたりますが，特に悪性腫瘍の除外が重要となります。

2 便秘についての漢方医学の考え方は？

- 1日でも排便がないと苦しい，硬い便がつながっているなどの性状の便通は，実証と考えます。実証の便秘には，大黄，芒硝（ぼうしょう）の配合された処方を用います。
- 数日間排便がなくとも平気であったり，兎糞様の性状，開腹術後にみられる便秘は，虚証と考えます。単に便通のみならず，いわゆる体質改善を行って，常習便秘からの脱却を図ることも大切になります。体質をよく観察し，個別化診療を心がけましょう。

3 下痢とは？ なぜ起こる？

- 下痢は，便の性状において，水分量が増えた状態を指します。一般には排便回数・排便総量の増加を伴います。
- 下痢は**表1**のような原因により起こることが多いとされています。

表1 下痢の主な原因

- 細菌やウイルスなど病原微生物によるもの
- 潰瘍性大腸炎，クローン病などの炎症
- 腫瘍
- 消化液再吸収の低下
- 機能性下痢
- 過敏性腸症候群など

4 下痢についての漢方医学の考え方は？

- 裏急後重があり，粘液や粘血を伴うものが実証の下痢です。実証の下痢では，排便後気持ちが良い場合が多くみられます。実証の下痢は，大黄，黄連（おうれん），黄芩（おうごん）などを含む方剤を用いて治療します。
- 排便後ぐったりしたり，失禁するのは，虚証の下痢と考えます。虚証の下痢は，人参，乾姜（かんきょう），附子（ぶし），朮（じゅつ）などの生薬を含む方剤を使用します。
- 過敏性腸症候群は中間証から虚証であることがほとんどです。
- 下痢型の場合は前述（虚証）の通りですが，下痢便秘交替型の場合，四逆散（しぎゃくさん），柴胡桂枝湯（さいこけいしとう），桂枝加芍薬大黄湯（けいしかしゃくやくだいおうとう）などを考慮しなければなりません。

ちょこっとmemo

腸内細菌と漢方薬

◉ 塩酸イリノテカンによる下痢には，半夏瀉心湯が効くことが知られています。塩酸イリノテカンの抗がん成分であるSN-38は，消化管粘膜障害を起こすとされています。一方，半夏瀉心湯中のフラボノイド配糖体は腸内細菌のβ-グルクロニダーゼ活性を抑制し，肝臓から腸管へ排泄されたSN-38のグルクロン酸抱合体の脱抱合を抑制することにより，下痢を抑制すると推測されています。

◉ 大黄は近代医学では，もっぱら下剤として用いられています。大黄の薬理研究では，瀉下だけではなく，止瀉，抗菌，抗炎症，血液凝固抑制，BUN低下，向精神など多くの作用を有することが知られており，漢方医学的にはこうした作用を期待して使用することもあります。

◉ 大黄の瀉下成分であるセンノシドは，腸内細菌により加水分解されたものが効果を発揮すると考えられています。したがって腸内細菌が変化すると，この効果に違いがみられると言えます。いわゆる体質の一部は，腸内細菌の違いと関連する可能性があるのです。

『慢性便秘症診療ガイドライン2017』における推奨

◉ CQ5-08「慢性便秘症に漢方薬は有効か？」において推奨の強さは2（弱い推奨），エビデンスレベルはC（質の低いエビデンス）で，「慢性便秘症の治療薬として一部の漢方薬は有効であり，使用することを提案する」と記載されています。

◉ 多くの臨床医が漢方薬の効果を実感していますが，日本人を対象とした質の高い臨床試験は少なく，今後のさらなる検討が期待されています。

（太田惠一朗）

■4章：呼吸器・循環器症状のみられる患者さんでどう使う？

10 咳・痰

良い適応となるのは？

- 咳・痰に用いる漢方薬の種類は多く，病態に合わせて選択できる点で漢方治療は大変良い適応と言えます。咳・痰の原因により，抗菌薬，抗アレルギー薬，抗炎症薬（吸入薬を含む）などとの併用が有効な場合もあります。病態を見きわめ，漢方医学的所見と併せて漢方処方を選択するとより効果的です。

処方薬はこれ！　**第一選択**
▶ 空咳・むせるような咳は **麦門冬湯**（ばくもんどうとう）
▶ 痰のからむ咳・喘鳴は **柴朴湯**（さいぼくとう）

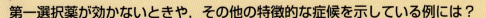

第一選択薬が効かないときや，その他の特徴的な症候を示している例には？

咳に用いる漢方薬は痰の有無・性状によって使いわけると効果的

痰が少なく喘鳴がある
▶ 喘鳴（ゼーゼー・ヒューヒュー）が強い／（咳）喘息 ➡ **麻杏甘石湯**（まきょうかんせきとう）

体質が虚弱傾向
▶ 粘稠な痰がからむ／神経質 ➡ **滋陰至宝湯**（じいんしほうとう）
▶ 空咳／身体枯燥／便が硬い／皮膚が黒ずむ／高齢者 ➡ **滋陰降火湯**（じいんこうかとう）

痰の量が多い
▶ 粘稠，時に膿性痰／慢性炎症 ➡ **清肺湯**（せいはいとう）
▶ さらさらとした水様痰／時に泡沫状／鼻汁を伴う ➡ **小青竜湯**（しょうせいりゅうとう）

▶ 咳が激しくて眠れない／風邪・インフルエンザの後の長引く咳 ➡ **竹筎温胆湯**（ちくじょうんたんとう）

▶ 咳による胸痛 ➡ **柴陥湯**（さいかんとう）

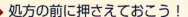

> **処方の前に押さえておこう！**
> - 咳・痰の治療には，西洋医学的アプローチと漢方医学的診察の両方が必要です。慢性咳嗽には，結核，マイコプラズマ，百日咳など特殊な感染症によるものもあるため注意が必要です。
> - 血液検査〔白血球分画（好中球，好酸球），CRP，IgE，マイコプラズマ・百日咳抗体価〕，胸部X線検査で感染症，アレルギーの有無を調べます。
> - 感染性であれば抗菌薬，アレルギー性であれば吸入ステロイドなどとの併用が有効な場合もあります。

1 咳・痰とは？ なぜ起こる？

① 喀痰のメカニズム

- 気道，肺胞系において気腔に分泌された液性成分は粘液線毛輸送の過程で再吸収されたり食道に嚥下されるため，通常は痰の喀出はほとんどみられません。何らかの病態によりこの分泌が過剰となると，喀痰の増加をきたします。
- 慢性気管支炎，気管支拡張症，びまん性汎細気管支炎などの慢性呼吸器疾患では，吸入物質による化学的刺激や，反復性の気道感染に伴う炎症反応により気道分泌が亢進し粘稠な痰を多量に認めます。

② 咳はなぜ出る？ 咳をみたらどうする？

- 気道内に吸入された有害物質，異物，貯留した喀痰，種々の要因による気道の圧排・伸展などによる化学的/物理的刺激が，気道上皮内の受容体を経て延髄の咳中枢に伝わり咳反射が起こります。
- 咳は，人体に有害な異物を喀出し気道を浄化するという一種の生体防御反応です。感染症による膿性痰を伴った咳に対し，中枢性鎮咳薬などで痰の喀出を妨げることは，病原体を増加させ感染を重症化させてしまう危険性があります。
- 咳治療においては，咳自体を止めるよりもその原因を除去すること，すなわち気道の炎症を改善したり痰の喀出を促すことが大切です。近年，気管支喘息や肺気腫（COPD）の本態も末梢気道の炎症であることが示され，呼吸器疾患の治療において種々の抗炎症薬が用いられるようになりました。

2 漢方医学の考え方は？（表1，2）

- 十分な問診により痰の性状，咳の性質を把握することから始めます。
- 麻黄に含まれるエフェドリンは交感神経刺激物質で気管支拡張作用があるため，咳に用いる漢方薬には麻黄を含むものがあります。脈診を行い（☞ **65頁，ちょこっとmemo**），脈が弱い場合あるいは沈脈には，麻黄湯，小青竜湯，麻杏甘石湯などの麻黄剤は使用できません。
- 痰が切れにくく気道にからんだまま空咳が続く場合，滋潤作用のある麦門冬湯や滋陰降火湯で津液 ➡ を生じさせ，気道を潤し痰を喀出しやすくして咳を鎮めます。

➡ **「津液」**：漢方では体液全般を津液と呼びます。津液の働きとして，全身を巡って皮膚，気道や消化管の粘膜などの臓器や器官を潤し，汗や痰，消化液，リンパ液に変化してそれぞれの作用を現します。

表1　咳の原因と漢方治療の適応

原因（疾患）	喀痰	急性／慢性	漢方治療の適応
感冒／インフルエンザ	少	急性	◎
感染性気管支炎／肺炎	少～多	急性～慢性	○（抗菌薬と併用）
肺結核	少	急性～慢性	△（抗結核薬優先・安定期には併用）
マイコプラズマ	少	急性～慢性	○（抗菌薬と併用）
百日咳	なし	慢性	○（抗菌薬と併用）
気管支喘息／咳喘息	少	急性～慢性	○（吸入ステロイドと併用）
気胸	なし	急性	△
肺悪性腫瘍	少	慢性	△
感染後咳嗽	なし	慢性	◎
副鼻腔炎／後鼻漏	少～多	急性～慢性	○
肺気腫／慢性気管支炎	少～多	慢性	○（吸入抗コリン薬と併用）
気管支拡張症	多	慢性	◎（急性増悪時は抗菌薬と併用）
びまん性汎細気管支炎	多	慢性	◎（急性増悪時は抗菌薬と併用）
胃食道逆流症	なし	慢性	◎
心不全	なし	慢性	○（原疾患治療と併用）
薬剤（ACE阻害薬など）	なし	慢性	○（薬剤中止が前提）

◎：第一選択，○：西洋治療と併用，△：漢方はあくまで補助的

表2　咳・痰──漢方医学で着目する点はここだ！

1. 痰の有無・性状は？	●痰は出ない ●痰はからむが切れが悪く気道にはりつく感じがする ●さらさらした痰が出る ●粘稠な痰がたくさん出る
2. 咳に伴う症状はあるか？	●喘鳴（ゼーゼー・ヒューヒュー）がある ●咳をすると胸が痛む ●夜間咳が強くて眠れない
3. 咳以外の症状，全身状態は？	●悪寒発熱 ●発汗 ●倦怠感 ●食欲不振 ●鼻汁 ●浮腫

① 小柴胡湯（類）を上手に併用

■慢性咳嗽の多くでは，気道内の炎症や全身の消耗，衰弱が遷延しています。小柴胡湯，柴胡桂枝湯，補中益気湯など柴胡を含む漢方薬には抗炎症作用，体力回復作用がありますが，本項冒頭で紹介したような処方で咳が長引く場合，柴胡剤を併用すると症状が改善することがあります。

■半夏厚朴湯＋小柴胡湯の合剤である柴朴湯が咳に広く用いられることからも，小柴胡湯の汎用性，有用性がわかります。

② 特殊な原因による咳

■難治性の咳の中には副鼻腔炎や胃食道逆流症，心不全などによるものがあり，漢方治療が奏効することがあります。通常の咳治療で難渋する場合，病態を広く見直してみる必要があります。

■副鼻腔炎や鼻閉型のアレルギー性鼻炎による後鼻漏で起こる咳には，葛根湯加川芎辛夷や荊芥連翹湯，辛夷清肺湯が有効なことがあります。

■胃食道逆流症で胃酸が気管に流入して咳込む場合は，半夏瀉心湯，六君子湯で改善する場合があります。

■心不全に伴う咳や息切れ，喘鳴（いわゆる心臓喘息）には，木防已湯が有効なことがあります。高血圧や不整脈などでフォローしている患者さんが咳や息切れを訴える場合，胸部X線，心電図，血液検査（BNPなど），可能なら心エコーで心不全を鑑別します。

ちょこっとmemo

漢方薬が咳を緩和するメカニズム

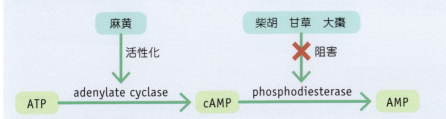

図1 漢方薬が咳を緩和するメカニズム

- 麻黄はATPからcyclic AMP（cAMP）への変換酵素のadenylate cyclaseを活性化し，柴胡，甘草，大棗はcAMPの分解酵素のphosphodiesteraseを阻害し，いずれもcAMP濃度を上昇させます（図1）。
- cAMPは平滑筋を弛緩し気管支を拡張させ，咳を緩和すると考えられます。

日本呼吸器学会『咳嗽・喀痰の診療ガイドライン2019』における記載

- 咳全般の治療薬として，麦門冬湯，柴朴湯，小青竜湯，清肺湯，滋陰降火湯，半夏厚朴湯が記載されています。また，胃食道逆流症（GERD）による咳の治療薬として六君子湯が挙げられています。
- 特に，遷延性咳嗽／慢性咳嗽の中で最も頻度が高い「感染後咳嗽」に対して，麦門冬湯がデキストロメトルファン（中枢性鎮咳薬）に比し有意に高い鎮咳効果を示した研究，COPDにおける麦門冬湯の咳改善効果を示した研究が紹介されており，咳治療の推奨薬として麦門冬湯が1項目を使って記載されています。

五行説―相生相剋関係

- 古代の中国では，自然界に存在するものを木・火・土・金・水の5つの基本要素（五行）に分類する「五行説」が唱えられました。第1章で説明した五臓も図2のように五行それぞれに対応しています。

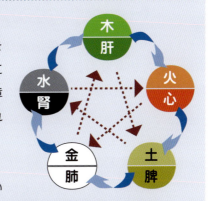

図2 五臓の相生相剋関係

- 五行説では，五臓が互いに影響しあう相生，相剋関係によって人体のバランスを保っているとされます。相生とは促進し育てる関係，相剋とは抑制し打ち消す関係を言います。脾が高まると肺が高まり（相生），心が高まると肺は弱くなります（相剋）。COPDの患者に脾虚の薬の六君子湯を投与して呼吸器症状の緩和を図るのは，相生の考え方に基づいています。

（田中博幸）

■ 4章：呼吸器・循環器症状のみられる患者さんでどう使う？

11 胸痛・胸部不快感

良い適応となるのは？

● 心臓神経症や危険性の低い不整脈が，漢方治療の良い適応となります。

処方薬はこれ！

第一選択 ▶ 発作に対する不安が強い人には**半夏厚朴湯**（はんげこうぼくとう）

半夏厚朴湯は漠然とした不安ではなく，対象が比較的はっきりしているときに使います。「動悸が不安」「胸痛が不安」と言われる場合に効果があります。経過が長くなったものには**柴朴湯**（さいぼくとう）（小柴胡湯（しょうさいことう）＋半夏厚朴湯）のほうがよいようです。

第一選択薬が効かないときや，その他の特徴的な症候を示している例には？

▶ 心臓以外の訴えが多い／愁訴がコロコロと変わる ➡ **加味逍遙散**（かみしょうようさん）

▶ 虚証で驚きやすく，動悸の訴えがある ➡ **桂枝加竜骨牡蛎湯**（けいしかりゅうこつぼれいとう）

▶ 不安の対象がはっきりとしていない／憂うつそうな表情 ➡ **香蘇散**（こうそさん）

▶ やせ型で手足が冷え，背部へ放散する痛みがある ➡ **当帰湯**（とうきとう）

▶ きまじめで易疲労感や手足の冷えを伴う／周りの人に気を使いすぎる ➡ **柴胡桂枝乾姜湯**（さいこけいしかんきょうとう）

▶ 動悸の訴えが強いもの ➡ **炙甘草湯**（しゃかんぞうとう）

▶ 実証で些細なことに驚き，腹部で動悸を触れる ➡ **柴胡加竜骨牡蛎湯**（さいこかりゅうこつぼれいとう）

処方の前に押さえておこう！

● 命に関わる状況でなくとも，心臓に不安を感じている人は，日常生活をきちんと送ることができずにQOLが落ちています。

● このような疾患は，漢方が最も得意とするところです。

1 胸痛・胸部不快感とは？　なぜ起こる？

- 冠状動脈の内腔が動脈硬化のために狭くなったり，冠状動脈が痙攣を起こすことにより狭心症が起こります。狭心症に対しては，西洋医学的治療を優先します。西洋医学的治療で発作をうまくコントロールできないときに，漢方薬を併用します。不安感を取り除いたり，体調を整える薬を使うことで発作の回数が減っていきます。
- 危険性が低く治療する必要がない不整脈でも，動悸や胸部不快感がつらいと訴える患者さんは漢方治療の良い適応になります。発作性上室頻拍症や心室頻拍症，完全房室ブロックなど命に関わる危険な不整脈は，西洋医学に治療を譲ります。心房細動の場合，炙甘草湯などが有効なこともありますが，脳塞栓症予防のためには抗凝固薬の併用が必要です。
- 心臓神経症は漢方の得意分野です。生命に危険はなくても不安感が強く，何度も救急外来を受診されます。多くの医師から「心配ない，気にしすぎだ」と言われ続けているため医療に対して不信感を持っている患者さんが多くみられます。時間をかけて丁寧に話を聞くことが大切で，信頼関係を築いてから薬を処方します。

2 漢方医学の考え方は？（表1）

① 漢方医学における心臓とは？

- 最も古い医学書である『素問』に，心臓は人間の生命を司り，精神活動の根本を受け持つ臓器であると記載されています。
- 心臓に不安を感じている人は，気の異常をきたしている人が多いようです。気の流れが悪くなると，胸部の不快感や，のどに何かつかえているような感じが出てきます。
- このような症状を漢方では「気鬱」と言い，半夏厚朴湯や香蘇散のような気の流れを良くする薬を使います。
- また，神経過敏になっていて些細なことで驚く患者さんも多く，そのような人には，竜骨や牡蛎を含んだ桂枝加竜骨牡蛎湯や柴胡加竜骨牡蛎湯を使います。

② 漢方治療の適応とならない除外しておきたい疾患

- 急性心筋梗塞や不安定狭心症，急性大動脈解離などの一刻を争う疾患は，漢方治療の適応にはなりません。また，発作性頻拍症などもカテーテルアブレーションなどの西洋医学的治療を優先します。
- 気胸による胸痛は，外科的な処置が必要です。

表1 胸痛——漢方医学で着目する点はここだ！

1. 漢方の適応にならない疾患ではないか？	急性心筋梗塞，急性大動脈解離，心筋炎，不安定狭心症，自然気胸，肺塞栓症
2. 胸痛以外の症状は？	動悸，息切れ，易疲労感，発作性の汗，顔のほてり，のどのつかえた感じ，不眠
3. 注目する身体所見は？	表情（不安感・憂うつ），手のひらの汗，臍上の動悸の亢進

ちょこっとmemo

漢方診療，コツのコツ

- **コツ①**：腹診するときに患者さんの手のひらも触れてみて下さい。緊張しやすい人は，うっすらと汗をかいています。そのような人は腹部で動悸を触れることが多く，竜骨や牡蛎を含んだ処方を使うとよいでしょう。

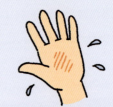

- **コツ②**：再診のときに「まったく良くなっていない」と言われる患者さんもいます。そのときは1つずつ症状を確認していきましょう。いくつかの症状が改善している場合は，薬を変更しないほうがよいようです。これは，加味逍遙散を使っているときによくみられます。

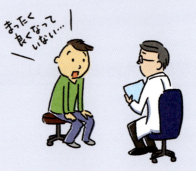

（溝部宏毅）

■ 4章：呼吸器・循環器症状のみられる患者さんでどう使う？

12 動悸

良い適応となるのは？

● 軽度の不安症，更年期症候群，いわゆる自律神経失調症などによる動悸，あるいは体力の低下に伴って起こる動悸は，良い適応となります。

処方薬はこれ！　第一選択

▶ 体力中等度以上／季肋部の抵抗・苦満感／腹部大動脈拍動亢進／神経過敏 ➡ **柴胡加竜骨牡蛎湯**（さいこ かりゅうこつ ぼ れいとう）

▶ 心窩部の膨満・苦満感／のどのつまり感／不安感 ➡ **半夏厚朴湯**（はん げ こうぼくとう）

第一選択薬が効かないときや，その他の特徴的な症候を示している例には？

体力低下／精神症状あり

▶ 腹直筋緊張／腹部大動脈拍動亢進／神経過敏／多夢・悪夢 ➡ **桂枝加竜骨牡蛎湯**（けい し かりゅうこつ ぼ れいとう）

▶ 弱い季肋部抵抗・苦満感／腹部大動脈拍動亢進／神経質／口乾 ➡ **柴胡桂枝乾姜湯**（さい こ けい し かんきょうとう）

▶ 不安／不眠／貧血 ➡ **帰脾湯**（き ひとう），**加味帰脾湯**（か み き ひとう）

体力低下／精神症状なし

▶ 脈の結滞／皮膚乾燥／胃腸症状なし ➡ **炙甘草湯**（しゃかんぞうとう）

▶ 腹直筋緊張／腹痛／胃腸虚弱 ➡ **小建中湯**（しょうけんちゅうとう）

その他の特徴的な所見

▶ めまい／頭痛 ➡ **苓桂朮甘湯**（りょうけいじゅつかんとう）

▶ 多愁訴／ホットフラッシュ／更年期症候群 ➡ **加味逍遙散**（か み しょうようさん）

▶ 腹直筋緊張／腹部大動脈拍動亢進／イライラ／多怒 ➡ **抑肝散**（よくかんさん）

▶ 抑肝散より体力低下／腹部大動脈拍動亢進が広範囲 ➡ **抑肝散加陳皮半夏**（よくかんさん か ちん ぴ はん げ）

63

> **処方の前に押さえておこう！**
> - 心原性の動悸や，甲状腺機能亢進症，貧血など原因となる疾患が明らかな動悸は，当然その治療を優先します。
> - 西洋医学的治療後も動悸の訴えが続くようであれば，精神症状，体力，その他の症状を併せて考慮し，漢方治療をするとよい場合があります。

1 動悸とは？ なぜ起こる？

- 動悸とは，心拍動が不快感または不安感を伴って自覚または意識されるものです。頻拍，不整脈，強い拍動によるものがあり，患者さんの訴える言葉は「どきどきする」「脈が飛ぶ」「脈が大きくうつ」などと表現されることが多いです。
- 不整脈や虚血性心疾患，心臓弁膜症など心原性の動悸，バセドウ病など内分泌疾患，貧血，慢性呼吸器疾患など器質的な原因のある動悸と，精神的要因の強い動悸に分けられます。精神的なものとしては軽度の洞性頻脈，または頻脈がないのに不安感を伴って動悸を訴えることがあります。

2 漢方医学の考え方は？（表1）

表1 動悸——漢方医学で着目する点はここだ！

1. 精神症状があるか？	不安感，抑うつ，神経過敏，不眠，のどのつまり感，イライラ
2. 体力低下があるか？	易疲労・倦怠感，食後の眠気，食欲不振，腹痛，寝汗
3. 身体所見・腹部所見はどうか？	● 体格：やせ，肥満（かた太り，水太り） ● 顔貌：神経質，憂うつ，不安などの表情，顔色 ● 脈：脈拍数，脈力の強弱 ● 腹部所見：腹力の強弱 　季肋部の抵抗あるいは按圧による苦満感（胸脇苦満） 　大動脈の拍動亢進（腹部動悸） 　心窩部の抵抗あるいは按圧による苦満感（心下痞鞕） 　腹直筋緊張

- 精神的要因による動悸は「驚悸」あるいは「煩驚」などという言葉で表され，神経過敏な状態で驚きやすく，動悸がすることを言います。竜骨や牡蛎を含む柴胡加竜骨牡蛎湯，桂枝加竜骨牡蛎湯，柴胡桂枝乾姜湯などがよく用いられます。
- 「虚労」という体力が衰えた状態のときに，疲労感とともに出現する症状のひとつとして動悸が挙げられています。漢方の古典『金匱要略』の中に「血痺虚労病篇」があり，そこに前述した炙甘草湯，小建中湯などの処方が取り上げられ，「悸」（動悸のこと）の記載

がみられます。
- そのほか，気血水では「気逆」や「水毒」によっても動悸が起こり，苓桂朮甘湯などが使われます。また五臓の「肝」の異常としての動悸があり，抑肝散や加味逍遙散などが適応します。

診察所見の把握

- **脈**：漢方医学の特徴的な診察として脈診があります。動悸の訴えのある人は，診察時の脈拍の速さや結滞はもちろん，脈の強さなどもみて虚実の判断の参考にします。
- **腹部動悸**：神経過敏なために腹部大動脈の拍動が亢進している場合と，虚証のものがやせて腹壁が薄く，腹力が軟弱なために拍動が触れやすい場合とがあります。動悸を訴えるものは，腹部動悸を触れることが少なくありません。

> **ちょこっとmemo**
>
> 漢方医学の特徴的な診察——脈診
>
> ● 脈診は橈骨茎状突起の内側に示指，中指，薬指の3本をあて，橈骨動脈の拍動をみます（図1）。脈の種類は数十種にも及ぶと言われますが，現在の日本漢方では，おおよそ以下の所見を中心に診察し，主に急性疾患で重視される傾向にあります。
>
> - 脈の深さ
>   「浮脈」：軽く指をあてて触れる脈（病気が表にあることを示す）
>   「沈脈」：深く指を押し込んで触れる脈（病気が裏にあることを示す）
> - 脈の回数
>   「数脈」：速い脈，1分間に90回以上（内に熱のある徴候）
>   「遅脈」：遅い脈，1分間に60回以下（陰，虚の徴候）
> - 脈の強さ
>   「虚脈」：力のない脈（虚の徴候）
>   「実脈」：力のある脈（実の徴候）
>
> ● 慢性疾患においても脈診は行われますが，どちらかというと腹診のほうが重視される傾向にあります。

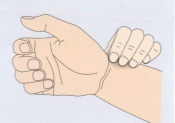

図1 脈診

（盛岡頼子）

■ 5 章：精神・神経症状のみられる患者さんでどう使う？

13 不眠

良い適応となるのは？

・精神生理性不眠。現代医学的には取り上げない冷えやほてりのための不眠も良い適応となります。

処方薬はこれ！ | **第一選択** ▶ 抑肝散 (よくかんさん)

第一選択薬が効かないときや，その他の特徴的な症候を示している例には？

▶ 寝付きが悪い場合 ➡ **黄連解毒湯** (おうれんげどくとう)

▶ 中途覚醒が多く熟眠感がない場合 ➡ **竹筎温胆湯** (ちくじょうんたんとう)

▶ 胃腸虚弱で一晩中うつうつとしている場合 ➡ **帰脾湯** (きひとう)

▶ 胃もたれ・心窩部の抵抗がある場合 ➡ **半夏瀉心湯** (はんげしゃしんとう)

▶ 高齢者の場合 ➡ **酸棗仁湯** (さんそうにんとう)

処方の前に押さえておこう！

● 不眠の訴えに対しては原因をふまえた上で，まず生活指導を行うことが不可欠です。その上で，必要に応じて投薬を行います。

● 漢方薬がよく効くケースもあるので，選択肢のひとつとして取り入れることもお勧めです！

● 特に高齢者に対する睡眠薬投与の場合，転倒，ふらつきのリスクを念頭に置く必要があり，その点で，筋弛緩作用がより少ない漢方薬が有利な場合があります。

● 精神病性不眠や神経症性不眠の場合には，漢方治療は補助的な役割にとどまります。また不眠が身体疾患の増悪要因となる場合には，睡眠薬との併用も考慮すべきでしょう。

1 不眠とは？ なぜ起こる？

■ 多岐にわたる睡眠障害（**表1**）[1]*のうち，不眠は日常診療で最も訴えの多い症状です。

> ＊『睡眠障害国際分類』は2019年9月時点で第3版が最新となっているが，臨床上の使用のしやすさから，ここでは第2版の分類を掲載する。

表1 睡眠障害の分類（ICSD-2，2005）

1. 不眠症	適応障害性不眠症，精神生理性不眠症など
2. 睡眠関連呼吸障害群	閉塞性睡眠時無呼吸症候群など
3. 中枢性過眠症群	ナルコレプシー，行動誘発性睡眠不足症候群など
4. 概日リズム睡眠障害群	睡眠相後退症候群など
5. 睡眠時随伴症群	REM睡眠行動障害など
6. 睡眠関連運動障害群	むずむず脚症候群，周期性四肢運動障害など
7. 孤発性の諸症状，正常範囲と思われる異型症状，未解決の諸問題	長時間睡眠者，いびき，寝言など
8. その他の睡眠障害	

（文献1をもとに作成）

■ さらに不眠の原因も多岐にわたり（**表2**），原因別にアプローチすることが重要です。この中で最も患者数が多いのは精神生理性不眠で，漢方治療の良い適応となります。ナルコレプシー[2, 3]などの漢方治療も報告されていますが，現代医学的治療ができない場合に行うのが通例です。

表2 不眠の原因による分類

1. 環境因性不眠	暑さ，騒音などによるもので治療対象にはしない
2. 身体因性不眠	発熱，痛み，かゆみなどによるもので原因疾患の治療が原則であるが，漢方治療では幅広くとらえ，有用な処方がたくさんある
3. 精神病性不眠	原因疾患の治療が原則
4. 神経症性不眠	原因疾患の治療が原則
5. 精神生理性不眠	かつては神経質性不眠と呼ばれていた。漢方治療を第一選択と考える

■ もちろん，不眠の訴えがある場合，薬の投与を急がず，まずは生活習慣の見直しから始めるべきでしょう。不眠の患者さんの生活指導は，**表3**[4]のように行います。

表3 睡眠障害に対処する12の指針

1	睡眠時間には個人差があるので，8時間にこだわらない	7	昼寝は15時前，20〜30分間
2	刺激物を避けること，リラックスする	8	眠りが浅いときは，遅寝・早起き
3	就床時間にこだわらず，眠くなってから就床	9	いびき，呼吸停止，足のむずむず感は要注意
4	同じ時刻に毎日起床	10	十分眠っても日中の眠気が強ければ専門医に相談
5	光の利用	11	「睡眠薬の代わりに寝酒」は不眠のもと
6	規則的な食事，規則的な運動習慣	12	睡眠薬の服用は医師の指導のもとで

（文献4より改変）

2 漢方医学の考え方は？

① 漢方医学における不眠の分類

■ 漢方医学的な不眠の分類は，以下の3型です。

> ① 興奮状態で眠れないもの
> （寝る直前までパソコンに向かっていて寝付けない場合もこれに含めます）
> ② 不安感が強くて眠れないもの
> （今晩また眠れないのではないかと心配のあまり眠れない場合も含めます）
> ③ 心身ともに過労で眠れないもの
> （高齢者の不眠は，多く含まれます）

■ ①の興奮による不眠は実証のほうが多く，黄連解毒湯，柴胡加竜骨牡蛎湯などが頻用されます。

■ ②の不安感による不眠は，柴胡剤では柴胡桂枝乾姜湯，加味帰脾湯，加味逍遙散などが頻用されます。

■ また，この分類の興奮状態と不安感による不眠は混在していることが多く，この場合には抑肝散が頻用されます。

■ ③の過労による不眠は，漢方では「虚労」という表現をします。酸棗仁湯が代表的な処方ですが，若年者では心身ともに過労というひどい状態でわずかに適応がありますが，多くは無効です。一方，高齢者では酸棗仁湯の有効例が非常に多く，80歳以上の高齢者では第一選択と考えてもよいでしょう。

② 身体因性不眠の場合

■ 身体因性不眠は，痛み，かゆみ，発熱などに伴う不眠で，原因疾患の治療が原則です。漢方治療では，現代医学で取り上げない冷え・ほてりなどによる不眠も治療対象となります。冷えのために眠れない場合には当帰芍薬散や附子剤，ほてる場合には三物黄芩湯や柴胡剤，黄連剤などを用います。

■ 感冒などで葛根湯や小青竜湯を用いた場合には，覚醒作用のある麻黄によって不眠となる心配がありますが，葛根湯や小青竜湯が合っている場合にはかえって熟睡できます。

③ 悪夢・多夢などの場合

■ 悪夢や多夢の訴えも多いのですが，抑肝散や桂枝加竜骨牡蛎湯で効果がみられることがあるため，試みて下さい。

■ また，REM睡眠行動障害はレビー小体病との関連で注目されていますが，多くは抑肝散で改善します。

④ 虚実について

■ 不眠を訴える患者さんは，見た目よりも虚証と判断したほうがよいことが多く，さらに
腹証でみられる臍上悸がある場合は，全体的な所見の判断から一段虚証の処方にしたほ
うがよいと考えられます。

⑤ 腹証による処方の使いわけ

■ 不眠が続いていると臍上悸の所見を呈しやすくなります。腹証に従って処方を考える
と，柴胡加竜骨牡蛎湯，柴胡桂枝乾姜湯，桂枝加竜骨牡蛎湯，抑肝散加陳皮半夏を使う
機会が増えます。

■ ただし，抑肝散と抑肝散加陳皮半夏の使いわけとして，臍上悸を認めた場合には抑肝散
加陳皮半夏を使うという指示がありますが，不眠の場合には抑肝散でも有効な例が多く
みられます。

ちょこっとmemo

不眠に対する漢方処方における注意点

◉ 麻黄剤には覚醒作用があることから，不眠になりがちな患者さんでは午後からの服
用を控えたほうがよいでしょう。また，気剤を服用すると「冴えて眠れなくなる」
という訴えがときどきありますが，その場合には変方が必要となります。

◉ 漢方薬には CYP3A4 などの代謝阻害を起こす生薬があり，併用する睡眠薬の効果
が急に激しくなる体験をすることが稀にあるため，注意を要します。

文 献

1) 米国睡眠医学会：睡眠障害国際分類 第2版—診断とコードの手引. 日本睡眠学会, 2010.
2) 松田邦夫：症例による漢方治療の実際. 創元社, 1992, p156.
3) 原田康治：日東医誌. 1984；34(4)：94-5.
4) 厚生労働省精神・神経疾患研究班：厚生労働省精神・神経疾患研究委託費総括研究報告書「睡眠障害の診断・治療ガイドラ
イン作成とその実証的研究」. 2002.

(杵渕　彰)

■ 5章：精神・神経症状のみられる患者さんでどう使う？

14 頭痛

良い適応となるのは？

- 漢方治療は片頭痛や緊張型頭痛などの一次性頭痛に良い適応があり，薬物乱用頭痛対策にも有効です。また，二次性頭痛でも適応となる場合があります。

処方薬はこれ！

第一選択
- 慢性頭痛で冷え症の場合は **呉茱萸湯**
- 冷え症ではない場合は **五苓散**

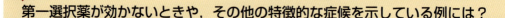

第一選択薬が効かないときや，その他の特徴的な症候を示している例には？

1. 第一選択が無効の場合は**呉茱萸湯**と**五苓散**を相互に入れ替えて運用してみる
   （呉茱萸湯←→五苓散）
   1-1 どちらも単独投与で無効の場合に呉茱萸湯と五苓散を併用してみる

2. 呉茱萸湯・五苓散が無効時，あるいは特徴的症候がある場合

   2-1 天候と関連
   - 雨天で悪化／水毒所見*1がある／冷え症ではない ➡ **五苓散**
   - 雨天で悪化／水毒所見*1がある／胃腸虚弱／冷え症 ➡ **半夏白朮天麻湯**
   - 天候の変わり目に悪化／抑うつ気分がある ➡ **香蘇散**

   *1：水毒所見とは，浮腫やめまい，歯痕舌などの症候を指す

   2-2 月経と関連：瘀血所見*2がある
   - 月経と関連して悪化／むくみやすい／冷え症 ➡ **当帰芍薬散**
   - 月経と関連して悪化／のぼせやすい ➡ **桂枝茯苓丸**

   *2：瘀血所見とは，月経痛，目の下のクマ，舌下静脈怒張などの症候を指す

70

2-3 肩・項のこりがある

▶ 肩こり／肋骨弓下の張り／腹直筋の緊張 ➡ **柴胡桂枝湯**（さいこけいしとう）

▶ 項のこり／胃腸虚弱なし ➡ **葛根湯**（かっこんとう）＊3

▶ 項のこり／胃腸虚弱あり ➡ **桂枝加葛根湯**（けいしかかっこんとう）＊3

▶ 肩甲骨部のこり／イライラ ➡ **抑肝散**（よくかんさん）

＊3：葛根湯や桂枝加葛根湯は主に緊張型頭痛が対象となるが，片頭痛の予兆の肩こりにも頓服として有効な場合がある

2-4 高血圧傾向

▶ のぼせ／赤ら顔／イライラ／体力があり胃腸は丈夫 ➡ **黄連解毒湯**（おうれんげどくとう）

▶ 中高年世代の朝の頭重感／耳鳴／脳血管障害の既往 ➡ **釣藤散**（ちょうとうさん）

2-5 その他の特徴

▶ 胃腸虚弱／下痢しやすい／冷え症 ➡ **桂枝人参湯**（けいしにんじんとう）

▶ 冷えで誘発／しもやけになりやすい ➡ **当帰四逆加呉茱萸生姜湯**（とうきしぎゃくかごしゅゆしょうきょうとう）

▶ のぼせやすい／めまい・ふらつきを伴う ➡ **苓桂朮甘湯**（りょうけいじゅっかんとう）＊4

＊4：苓桂朮甘湯は半夏白朮天麻湯に似ているが，胃腸虚弱や冷えがない

2-6 頭痛発作時の頓用

▶ 鎮痛薬（アセトアミノフェンやトリプタン製剤）に **呉茱萸湯**（ごしゅゆとう）を併用

（鎮痛薬単独で効果不十分の場合，いたずらに鎮痛薬を増量するのではなく呉茱萸湯と併用する）

▶ 副作用などのため鎮痛薬が服用できない場合 ➡ **川芎茶調散**（せんきゅうちゃちょうさん）

処方の前に押さえておこう！

● 頭痛には大きく分けて，一次性頭痛と二次性頭痛があります。

● 一次性頭痛とは，頭痛そのものを呈する疾患であり，片頭痛や緊張型頭痛などの慢性頭痛が含まれます。これらは単独で，時にオーバーラップして認められます。漢方治療は主として，この一次性頭痛に適応があります。西洋医学的には片頭痛と緊張型頭痛は鑑別して治療しますが，漢方治療では同じ薬がどちらにも有効であることが多く，治療にあたって厳密には区別しません。

● 二次性頭痛は，くも膜下出血・髄膜炎などの中枢神経感染症・脳腫瘍など，他の中枢神経疾患に続発した頭痛です。二次性頭痛には時として生命に関わる疾患が含まれることから，頭痛診療にあたっては，まず二次性頭痛の鑑別が最優先されることは論を待ちません。

● 二次性頭痛でも，脳血管障害の慢性期に出現する頭痛や，高血圧の治療後に残存する頭痛などには，漢方治療が奏効する場合があります。

● 鎮痛薬の過剰投与による薬物乱用頭痛は，治療として鎮痛薬の使用を控える必要があります。漢方治療により，鎮痛薬離脱時の苦痛を緩和できます。

1 頭痛とは？ なぜ起こる？

■ 慢性頭痛の機序はまだ完全には解明されていませんが，近年，頭痛の病態生理に関連した基礎的な知見が集積されつつあります。

① 片頭痛発症のメカニズム

■ 片頭痛は頭痛のみを主徴とする単純な疼痛疾患ではなく，知覚過敏や悪心など様々な神経症状を呈する複雑な疾患です。近年，片頭痛の発症機序として皮質拡延性抑制（cortical spreading depression；CSD）と脳幹機能障害が推定されています[1]。

■ CSDとは大脳の神経細胞が脱分極し，大脳皮質表面の電気的な活動が抑制され，その状態がゆっくりと波状に拡延していく現象です。脱分極が起こった部位では細胞外のカリウムイオン濃度が急激に上昇し，グルタミン酸などの興奮性神経伝達物質が放出されます。この電解質異常や放出された神経伝達物質のため周辺の神経が脱分極し，同心円状に伝播していきます[2]。

■ 片頭痛の視覚性前兆にCSDが関与していると考えられていますが，前兆を伴わない片頭痛においてもCSDの関与が疑われています。臨床的にCSDを引き起こす直接の原因は不明ですが，月経周期やストレスなど様々な要因がCSDの閾値を変化させ，CSDを誘発しやすくしていると考えられています。

■ 一度CSDが発生すると，電解質や神経伝達物質の急激な変化の影響で髄膜の血管表面に分布する三叉神経終末が活性化されます。三叉神経終末が活性化されると神経ペプチドのひとつであるカルシトニン遺伝子関連ペプチド（calcitonin gene-related peptide；CGRP）が放出され，周囲の血管拡張や血管透過性亢進が生じます。同時に三叉神経終末からの刺激が順行性に脳幹の三叉神経主知覚核や脊髄路核に伝達され，そこからさらに視床，大脳皮質と伝達されて悪心・知覚過敏などの片頭痛の多彩な症状を引き起こします。CSDによる三叉神経終末の活性化とCGRPの放出は，痛みや熱刺激などの侵害刺激を受容する受容体のひとつであるtransient receptor potential vanilloid receptor-1（TRPV1）が介在していることが判明しています[3]。

■ 脳内には脳組織を穿通する血管に沿って脳脊髄液の一部が流通し，老廃物や不要な神経伝達物質を除去する機構が存在し，glymphatic system（GS）と呼ばれています。GSの機能障害は様々な神経疾患と関連すると考えられています[4]。片頭痛においてもCSDがGSの機能を一過性に障害するため，その病態に影響を与えていると推察されています[5]。

② 緊張型頭痛発症のメカニズム

■ 緊張型頭痛の発症機序もいまだ十分に解明されていません。しかしながら，基本的には頭頸部の筋群からの求心性ニューロンの異常な活性化・興奮化があると考えられています。

- 不自然な姿勢の維持などで頭頸部の筋群に負荷がかかることで，局所の炎症性変化が誘発され，同部を支配する下位感覚神経が感作されます。感作された下位感覚神経による持続的刺激により上位神経も活性化され，中枢性感作を起こします。
- さらに，下行性痛覚抑制系の機能障害が疼痛閾値の低下・疼痛の増大をもたらし，それがさらに遠心性に末梢を刺激して悪循環を起こすと考えられています[6]。

2 漢方薬が効く機序は？

- 慢性頭痛の病態にはまだ不明な点が多いため，頭痛に対する漢方薬の作用機序も推測の域を出ません。以下に提示する機序は，これまでに報告されている限られた文献的知識をもとに考察した筆者の私見であり，学術的にコンセンサスが得られたものではありません。

① 呉茱萸湯

- 呉茱萸湯の構成生薬のひとつである呉茱萸に含まれるインドールアルカロイドのエボジアミンはTRPV1活性化能を持ち，*in vivo*では鎮痛作用，末梢循環改善作用などの生理活性を持ちます[7]。
- エボジアミンの鎮痛の機序については，エボジアミンがTRPV1のアゴニストとして一度TRPV1チャネルを活性化させた後に，続いて脱感作させることでチャネルの作用を抑制し，鎮痛効果を示すことが報告されています[8]。CSDに続く三叉神経の活性化や神経原性炎症にはTRPV1が関与しており[3]，呉茱萸湯のエボジアミンが，このプロセスに何らかの抑制的影響を与えている可能性が推察されます。

② 五苓散

- 五苓散の主たる作用は，水チャネルのアクアポリン（AQP）の水輸送能を抑制することです。AQPには13種類のアイソフォームが報告されていますが，五苓散が作用するのはAQP3，AQP4，AQP5の3種類です[9]。この中でAQP4は脳内に最も多く存在する水チャネルで，特にアストロサイトの足突起に発現しています[10]。アストロサイトは血管周囲の間隙に多数の足突起を伸ばしており，脳組織内の運搬水路であるGSにとって，足突起のAQP4が重要な働きをしています[4]。
- 一方，AQP4ノックアウトマウスを用いた実験により，CSD発生時のアストロサイトからのグルタミン酸放出にAQP4が関わっていることが判明しました[11]。したがって，片頭痛に対する五苓散の作用機序のひとつとして，五苓散の抗AQP4作用によってCSD時のグルタミン酸放出が抑えられ，片頭痛が抑制されている可能性が推察されます。

3 漢方医学の考え方は？

① 歴史的なあゆみ

- 江戸時代の古典にも「偏頭痛」「雷頭風」など，現代の頭痛分類と類似した病名が使われていましたが，その定義する病態は一定せず混乱がありました。一方で，今日の片頭痛や群発頭痛，緑内障発作に伴う頭痛をうかがわせる臨床像の記載もあり，当時の医家たちが，これらの頭痛の存在を把握していたことは間違いありません。

- 江戸時代の代表的医家，有持桂里（ありもちけいり）は「頭痛ソノ因一ナラズ，傷寒温疫ハ言フニ及バズ…（略）…食鬱ノ者アリ，痰厥ノ者アリ，婦人ハ血ノミチニ因ル者アリ，當ニ究メ其ノ由ル所ヲ推シテ之ヲ治スベシ」と述べ，頭痛の原因が感染症から婦人科的疾患まで多岐にわたることを指摘し，きちんと鑑別診断することの重要性を強調していました。有持桂里の考え方は，今日の頭痛診療と比較しても遜色がありません。

② 診療の実際（表1）

- 実際の治療にあたっては，体力や冷えの有無，胃腸の状態，女性であれば月経との関連などに注意し，治療すべき問題点（証）を見きわめ，処方を決定します。

- 冷えには生姜など温薬の配合された温補剤を用います。胃もたれ・下痢をしやすいなど胃腸虚弱の所見があれば，人参などが配合された補脾剤を用います。

- このほか，気血水のバランス，精神状態・肩こりや高血圧の有無なども参考に，処方を絞っていきます。

表1　頭痛―漢方医学で着目する点はここだ！

1. 他の精神・神経症状があるか？	めまい，ふらつき，イライラ，抑うつ気分，脳血管障害の既往など
2. 精神・神経症状以外の症状があるか？	冷え症，しもやけ，のぼせ，赤ら顔，高血圧，肩や項のこり，胃もたれ，下痢，月経痛
3. 増悪因子の存在は？	雨天で悪化，月経と関連して悪化，冷えで悪化
4. 身体所見・腹診所見はどうか？	●腹力の強弱，浮腫の有無 ●舌診：歯痕舌☞**10頁**，**表6**（水毒），舌下静脈の怒張（瘀血） ●腹診：季肋部の抵抗・圧迫による苦満感（胸脇苦満） 　　　　腹直筋の緊張（腹皮拘急） 　　　　心窩部をたたくとポチャポチャと水音を聴取（胃内停水：脾虚または水毒） 　　　　臍周囲の圧痛や抵抗（小腹鞭満☞**131頁**：瘀血）

③ 増悪因子からみた証の鑑別

- **寒熱**：冷えで悪化する場合は寒証と考えます。しかし，冷えの自覚がなくても，温めると症状が好転する場合は，これも寒証と見なして治療します。

- **水毒**：明らかな浮腫や歯痕舌がなくても，雨天で症状が悪化する場合は水毒を示唆します。

- **瘀血**：月経に関連して悪化する場合は，血の異常（瘀血・血虚）と考えます。

■**気鬱**：天候の変わり目に悪化する場合は，気鬱の存在を疑います。

ちょこっとmemo

前庭性片頭痛

◉ 片頭痛にめまいが合併することがあり，以前は片頭痛性めまいなどと呼ばれていましたが，近年，国際頭痛分類において「前庭性片頭痛」と定義されました[12]。

◉ めまいの性状は回転性あるいは動揺性で，自発的あるいは頭位性・頭位変換性に誘発され，時にメニエール病との合併もあります。

◉ 東洋医学では頭痛とめまいの合併は古くから認識されており，李東垣の著わした古典医学書『脾胃論』（1249年）に記されている漢方薬「半夏白朮天麻湯」の解説には「（めまいのため）目を開けることができず，体がまるで雲の合間に漂っているようだ。頭は頭を裂かれるように激しく痛んで苦痛である」との症状の記載があります。

◉ 半夏白朮天麻湯や五苓散，苓桂朮甘湯などの漢方薬は1剤で頭痛もめまいも対応可能であり，治療上，現代医学よりも有利と言えます。

日本神経学会・日本頭痛学会『慢性頭痛の診療ガイドライン2013』における推奨

◉ CQI-15「漢方薬は有効か」という項目において推奨グレードB（行うよう勧められる）と分類されています[13]。

◉ その解説には「漢方薬は伝統医学をもとに，経験的に使用されてきた治療薬である。頭痛に対しても各種の漢方薬が経験的に使用され，効果を示している。近年では徐々に科学的エビデンスも集積されつつあり，頭痛治療に対する有効性を裏づけている」とあり，呉茱萸湯，桂枝人参湯，釣藤散，葛根湯，五苓散の5方剤が推奨されています。

◉ しかし，呉茱萸湯にランダム化比較試験[14]とオープン・クロスオーバー試験[15]の報告があるものの，その他は症例集積研究ばかりであり，レベルの高いエビデンスが明らかに不足していることも指摘しています。さらに「漢方薬の処方体系である『同病名でも体質により薬が異なる』という点が研究の発展に歯止めをかけていると考える」とあり，後述の「レスポンダー限定RCT」のような漢方に相応しい新たな研究手法開発の必要性を説いています。

漢方の有効性を証明する新たな方法

- 漢方は証を診断して処方を決めるため，病名診断によるランダム化比較試験（RCT）の適応が難しく，高いエビデンスレベルを持つ臨床研究が実施しにくいと考えられていました。

- そうした中で，あらかじめ呉茱萸湯へのレスポンダーを抽出し，このレスポンダーの中で改めてRCTを行うという，独特のデザインで呉茱萸湯の慢性頭痛への有効性を証明した臨床研究があります[14]。このレスポンダー限定によるRCTは，高いエビデンスレベルで漢方の有効性を証明する１つの有効な方法と言えます。

- しかしながら，近年では臨床研究を計画・実施する上で，規制の厳格化により介入試験のハードルが非常に高くなりました。そしてそれは漢方においても例外ではありません。漢方のエビデンス構築のために，時代に相応しい臨床研究の仕組みをこれからも考えていく必要があります。

文 献

1）Sprenger T, et al：BMC Med. 2009；7：71.
2）Ayata C, et al：Physiol Rev. 2015；95(3)：953-93.
3）Meents JE, et al：Trends Mol Med. 2010；16(4)：153-9.
4）Bacyinski A, et al：Front Neuroanat. 2017；11：101.
5）Schain AJ, et al：J Neurosci. 2017；37(11)：2904-15.
6）清水利彦：最新医学. 2014；69(6)：1156-60.
7）小林義典：日薬理誌. 2015；146(3)：135-9.
8）Iwaoka E, et al：J Nat Med. 2016；70(1)：1-7.
9）礒濱洋一郎, 他：ファルマシア. 2018；54(2)：139-43.
10）Nagelhus EA, et al：Physiol Rev. 2013；93(4)：1543-62.
11）Enger R, et al：Cereb Cortex. 2017；27(1)：24-33.
12）国際頭痛学会・頭痛分類委員会, 著／日本頭痛学会・国際頭痛分類委員会, 訳：国際頭痛分類 第3版 beta版.(2019年9月閲覧)
 http://www.jhsnet.org/pdf/ICHD3_up/all_02057_2.pdf
13）日本神経学会・日本頭痛学会, 監：慢性頭痛の診療ガイドライン2013.(2019年9月閲覧)
 http://www.jhsnet.org/GUIDELINE/gl2013/gl2013_main.pdf
14）Odaguchi H, et al：Curr Med Res Opin. 2006；22(8)：1587-97.
15）丸山哲弘：痛みと漢方. 2006；16：30-9.

（石田和之）

5章：精神・神経症状のみられる患者さんでどう使う？

15 易怒性
（認知症の行動心理症状を含む）

良い適応となるのは？

- 認知症における行動心理症状（BPSD），全般性不安障害における焦燥が良い適応です。

処方薬はこれ！　第一選択　▶ この症状に幅広いスペクトルを有する**抑肝散**

第一選択薬が効かないときや，その他の特徴的な症候を示している例には？

▶ 腹力強い／病勢・病状がはなはだしい ➡ **柴胡加竜骨牡蛎湯**

▶ 腹力弱い／抑肝散で胃もたれする ➡ **抑肝散加陳皮半夏**
▶ 腹力弱い／月経異常／月経前に現れる易怒性 ➡ **加味逍遙散**

▶ 舌の赤みが強い／便秘あり ➡ **三黄瀉心湯**
▶ 舌の赤みが強い／便秘なし ➡ **黄連解毒湯**

処方の前に押さえておこう！（表1）

- 漢方治療の良い適応となるのは，イライラ感や怒りっぽさです。
- 統合失調症や感情障害においては，十分量の向精神薬投与が必須です。易怒性に対して漢方薬単独での治療を行うべきではありません。
- 認知症でも，介護者が身の危険を感じるような激しい興奮や暴力に対しては，通常，抗精神病薬などの向精神薬を用いて鎮静します。
- せん妄など意識障害を伴う場合は，意識障害を惹起した身体疾患や薬物などの原因検索を行い，その原因に対する西洋医学的治療を優先させます。

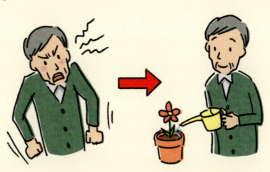

77

表1　易怒性に対する治療選択

易怒性の原因	主な治療法の選択肢
認知症の行動心理症状	ケア介入／漢方薬・抗認知症薬・抗精神病薬・抗てんかん薬
せん妄	身体因への治療／ケア介入／抗精神病薬など
統合失調症	抗精神病薬など
感情障害（躁うつ病・うつ病など）	抗精神病薬・抗てんかん薬など
神経症・心身症	漢方薬・抗不安薬・抗うつ薬など／精神療法的介入／環境調整
パーソナリティー障害	精神療法的介入／環境調整
知的障害・アスペルガー症候群	精神療法的介入／環境調整

漢方薬治療は常に治療選択肢となりうるが，認知症の行動心理症状と神経症・心身症以外では，ほかの治療を優先した上での補完的治療にとどめるべきである

1　易怒性とは？　なぜ起こる？

- 易怒性は，ストレスを受容する力が弱り，ストレスに対して反応を起こす閾値が低下したときに起こります。
- 認知症においては，脳の器質的変化により感情のコントロールが難しくなることも影響します。
- 全般性不安障害では，不安緊張状態や，自律神経症状としての様々な身体症状に苦しんでいると，イライラ感を背景として易怒性が現れやすくなります。

2　漢方医学の考え方は？

- 肝気の亢進と考えられます（肝は，精神活動を安定化させ，新陳代謝を行い，血を貯蔵し，全身に栄養を供給し，骨格筋のトーヌスを維持する作用を果たす機能単位）。ストレスにより熱性の反応を呈することから，陽証と考えられます。
- 腹力と易怒性の程度により，虚実を鑑別します。腹力が弱くても，症状がはなはだしいものは実証と解釈します。便秘があれば大黄を含む方剤を選択します。
- 柴胡剤や柴胡剤から派生したと考えられる抑肝散，抑肝散加陳皮半夏，加味逍遙散，あるいは瀉心湯類をよく用います。

抑肝散投与の実際と注意点

- ➡抑肝散は甘草含有方剤です。甘草による副作用として偽アルドステロン症を起こすことがあり，特に高齢者では注意が必要です。
- ➡また，高齢者では，抑肝散で過鎮静を起こすことも稀ではありません。
- ➡そのため，高齢者に抑肝散エキス製剤を用いるときは，3包分3ではなく，通常，2包分2または1包1回から投与を開始しましょう。

> **ちょこっとmemo**

認知症の行動心理症状（BPSD）に対する抑肝散のエビデンス

● 岩崎ら[1]により，抑肝散を4週間投与した群と抑肝散非投与群との比較で，Neuropsychiatric Inventory（NPI）総計およびサブスケール（幻覚，興奮／攻撃性，焦燥／被刺激性，異常行動，睡眠障害）において，抑肝散による有意な改善が報告されています。

● 水上ら[2]によるクロスオーバー多施設共同ランダム化比較試験による追試でも，同様の結果が得られています。古川ら[3]によるプラセボ対照二重盲検多施設共同ランダム化比較試験では，抑肝散の投与により，焦燥や攻撃性の改善が認められたものの，NPI総計では有意な改善が認められませんでした。

● 厚生労働省『かかりつけ医のためのBPSDに対応する向精神薬使用ガイドライン（第2版）』においては，BPSDのうち，幻覚，妄想，焦燥，攻撃性に対して，抑肝散は「有効であったとの報告があるが科学的根拠は十分でなく，必要な場合には考慮しても良い」と記載されています[4]。

● 日本神経学会『認知症疾患診療ガイドライン2017』[5]では，CQ7-7「Lewy小体型認知症 dementia with Lewy bodies（DLB）の行動・心理症状 behavioral and psychological symptoms of dementia（BPSD），レム期睡眠行動異常症 REM sleep behavior disorder（RBD）に対する治療はあるか」において2C（弱い推奨）として「①BPSDに対する治療薬としては，抑肝散や非定型抗精神病薬の報告があるが，安全性に対する十分な配慮が必要である。②RBDに対しては，クロナゼパムの効果が報告されている。クロナゼパムが使用困難で抑肝散，ラメルテオン，ドネペジルが有効だった症例報告がある」と記載され，抑肝散についても触れられています。

文 献

1) Iwasaki K, et al：J Clin Psychiatry. 2005；66(2)：248-52.
2) Mizukami K, et al：Int J Neuropsychopharmacol. 2009；12(2)：191-9.
3) Furukawa K, et al：Geriatr Gerontol Int. 2017；17(2)：211-8.
4) 厚生労働省：かかりつけ医のためのBPSDに対応する向精神薬使用ガイドライン（第2版）.（2019年9月閲覧）
   https://www.mhlw.go.jp/file/06-Seisakujouhou-12300000-Roukenkyoku/0000140619.pdf
5) 日本神経学会，監：認知症疾患診療ガイドライン2017. 医学書院，2017.

（久永明人／水上勝義）

■ 5章：精神・神経症状のみられる患者さんでどう使う？

16 うつ症状

良い適応となるのは？

- うつ病（大うつ病性障害）や双極性障害（躁うつ病）などの精神疾患によらない，いわゆる"病的ではないうつ症状"は良い適応となります。

処方薬はこれ！

第一選択
- ▶ 漠然とした不安感やのどの異物感などの"気鬱"を伴ううつ症状には **半夏厚朴湯**
- ▶ 熟眠障害（ぐっすり眠った気がしない），貧血傾向，易疲労感（疲れやすさ）などを伴ううつ症状には **加味帰脾湯**
- ▶ イライラ感，不眠傾向，手足のふるえなどを伴ううつ症状には **抑肝散**

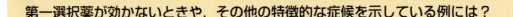

第一選択薬が効かないときや，その他の特徴的な症候を示している例には？

体力なし/腹力弱い
- ▶ 食欲不振，漠然とした不安感やのどの異物感などの"気鬱"を伴う ➡ **香蘇散**
- ▶ 食欲不振，易疲労感，全身倦怠感などの"気虚"を伴う ➡ **補中益気湯**
- ▶ イライラ感，不眠傾向，手足のふるえなどが慢性化している/腹部動悸 ➡ **抑肝散加陳皮半夏**
- ▶ イライラ感，月経周期に関連して様々な症状が出る ➡ **加味逍遙散**
- ▶ 脳血管障害（脳梗塞や脳内出血）の後のうつ症状 ➡ **釣藤散**
- ▶ 季肋部の抵抗・苦満感あり/腹直筋緊張/体力中等度ないしそれ以下 ➡ **柴胡桂枝湯**
- ▶ 季肋部の抵抗・苦満感あり/体力なし/腹力弱い/腹部動悸 ➡ **柴胡桂枝乾姜湯**

体力中等度ないしそれ以上
- ▶ 心窩部の抵抗・苦満感が強い，のぼせ ➡ **黄連解毒湯**
- ▶ イライラ感，のぼせ，月経周期に関連して様々な症状が出る ➡ **女神散**
- ▶ 季肋部の抵抗・苦満感あり/腹直筋緊張/体力中等度ないしそれ以上 ➡ **四逆散**
- ▶ 季肋部の抵抗・苦満感あり/体力中等度ないしそれ以上/腹部動悸 ➡ **柴胡加竜骨牡蛎湯**
- ▶ 季肋部の抵抗・苦満感あり/体力中等度/"気鬱" ➡ **柴朴湯**

処方の前に押さえておこう！(表1)

- "病的なうつ症状"を認めるうつ病（大うつ病性障害）や双極性障害（躁うつ病）などの精神疾患は，抗うつ薬や気分安定薬，非定型抗精神病薬などの現代医薬（向精神薬）できちんと治療しないと，重症化したり自殺に至ったりする恐れがあることが知られているため，漢方薬のみで治療しようとするのは大変危険です。
- そこで，漢方薬で治療する前に，現在のうつ症状がうつ病や双極性障害などの精神疾患によるものではない"病的ではないうつ症状"であることを，精神科の専門医に診断してもらう必要があります。
- 精神科の専門医による診断の結果，"病的ではないうつ症状"であることがわかれば，漢方治療の適応となります。

1 うつ症状とは？ なぜ起こる？

- うつ症状は，いわゆるブルーな気分になったり，興味や喜びの気持ちがなくなったりすることを特徴とします。
- 具体的には，気分が沈んだり，憂うつな気持ちになったり，悲しみや空虚感を抱いたり，いつも涙を流している状態だったり，本来は興味があるはずのことに対して興味がわかなくなったり，心から楽しめない感じがしたりする状態を指します。
- 軽度かつ短期間のうつ症状（病的ではないうつ症状）は，誰もがしばしば経験するものです。
- うつ病や双極性障害などの精神疾患では，より重症のうつ症状（病的なうつ症状）がみられます。

2 漢方医学の考え方は？(表1)

- 病的ではないうつ症状は，漢方医学的には，気鬱，気虚，気逆（上衝）などの"気の異常"と考えるとよいでしょう。
- 特に，気鬱や気虚の例が多く，半夏厚朴湯などの気剤や，加味帰脾湯などの帰脾湯類，抑肝散などの抑肝剤などをよく用います。
- また，うつ症状があるときには，胸脇苦満がみられることが多いため，柴胡剤もよく用います。

81

表1 うつ症状──漢方医学で着目する点はここだ！

1. 他の精神症状の併存があるか？	不安感, イライラ感, 不眠傾向
2. 非精神症状があるか？	のどの異物感, 食欲不振, 易疲労感, 全身倦怠感, 手足のふるえ, 貧血傾向, のぼせ, 月経周期に関連した様々な症状, 脳血管障害
3. 身体所見・腹部所見はどうか？	●体格：やせ, 肥満 (かた太り, いわゆる水太り) ●腹力の強弱 ●季肋部の抵抗あるいは按圧による苦満感 (胸脇苦満) ●大動脈の拍動亢進 (腹部動悸)

① 虚実の鑑別

■ うつ症状がみられるときには，虚証であることが多いようです。冒頭の処方薬の一覧に挙げた「体力なし/腹力弱い」は，漢方医学的に虚証と考えられる例を表しています。

■ そのほか，食欲不振，易疲労感，全身倦怠感，貧血傾向などを認める場合も虚証と考えます。

■ 実証の方でも，うつ症状がみられることがあります。冒頭の処方薬の一覧に挙げた「体力中等度ないしそれ以上」は，漢方医学的に実証と考えられる例を表しています。

② 腹証の把握

■ **胸脇苦満**：柴胡の配合された処方，柴胡剤を考えます。胸脇苦満の強い例は実証，弱い例は虚証として対応することが多いです。

■ **腹直筋緊張**：抑肝散，柴胡桂枝湯，四逆散などを考えます。

■ **腹部動悸**：柴胡加竜骨牡蛎湯，柴胡桂枝乾姜湯，抑肝散加陳皮半夏などを考えます。ただし，腹力が強い場合には，わかりにくいこともあります。

ここをチェック

➡ うつ症状に対しては，様々な漢方薬が用いられます。他の精神症状や身体症状，虚実や胸脇苦満の有無などを参考にして使いわけましょう。ただし，複数の漢方薬が無効な場合や，漢方薬を服用していてもうつ症状が悪化する一方である場合には，早めに精神科の専門医と相談して，現代医薬 (向精神薬) による治療に切り替えるべきでしょう。

(山田和男)

■ 6章：耳鼻咽喉科・眼科症状のみられる患者さんでどう使う？

17 めまい

良い適応となるのは？

- 心因性めまい，メニエール病や良性発作性頭位めまい症などの内耳性めまい，起立性調節障害，更年期障害に伴うめまいなどが良い適応となります。

処方薬はこれ！　**第一選択**
- ▶ 動悸・不安 ➡ **苓桂朮甘湯**（りょうけいじゅつかんとう）
- ▶ 食欲不振・頭重感 ➡ **半夏白朮天麻湯**（はんげびゃくじゅつてんまとう）

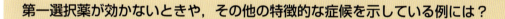

第一選択薬が効かないときや，その他の特徴的な症候を示している例には？

体力がある人
- ▶ 不眠／動悸／神経過敏 ➡ **柴胡加竜骨牡蛎湯**（さいこかりゅうこつぼれいとう）

体力中等度の人
- ▶ 頭痛／高血圧／目の充血 ➡ **釣藤散**（ちょうとうさん）
- ▶ 神経過敏／不眠 ➡ **抑肝散**（よくかんさん）
- ▶ 抑うつ傾向／不眠／めまいの不安感 ➡ **半夏厚朴湯**（はんげこうぼくとう）

虚弱な人
- ▶ うつ傾向／イライラしている ➡ **抑肝散加陳皮半夏**（よくかんさんかちんぴはんげ）
- ▶ 四肢の冷え／下痢 ➡ **真武湯**（しんぶとう）
- ▶ 全身倦怠感／食欲不振 ➡ **補中益気湯**（ほちゅうえっきとう）

体力に関係なし
- ▶ むくみ／頭痛／尿量減少 ➡ **五苓散**（ごれいさん）

更年期症状・性周期に関係しためまい
▶ 冷え／貧血傾向 ➡ **当帰芍薬散**
▶ 肩こり／下腹部の圧痛 ➡ **桂枝茯苓丸**
▶ 不安／不眠／イライラしている ➡ **加味逍遙散**
▶ 顔色が悪い／皮膚乾燥傾向 ➡ **四物湯**

加齢変化によるふらつき
夜間尿／下半身のしびれ感などを伴う／ほてり ➡ **六味丸**
夜間尿／下半身のしびれ感などを伴う／四肢の冷え ➡ **八味（地黄）丸**
夜間尿／下半身のしびれ感などを伴う／浮腫 ➡ **牛車腎気丸**

メニエール病 ➡ **柴苓湯**

処方の前に押さえておこう！

- 「めまい」という症状だけに注目するのではなく，背景にある生活リズムの変化，ストレスの有無などを聞くことが大切です。

- 遷延するめまいでは抑うつ傾向になっている可能性もあるため，治療する際には考慮したほうがよいでしょう。

- めまいに伴う症状（**表1**）は，めまいの原因であったり，めまいを悪化させる要因のことがあります。これらの症状を改善させることは，漢方薬の得意とするところであり，これによりめまいが良くなる可能性があります。

- 遭遇する機会が最も多いめまいは，良性発作性頭位めまい症です。頭の位置を変えることで，三半規管の中に脱落した耳石などが移動し，めまいが生じます。漢方薬は西洋薬と同様に病悩期間を短縮することはないと思われますが，臨床症状の改善は期待されます。

- 漢方薬のみに頼るのではなく，睡眠障害の改善，運動をするなど日常生活を整えることが大切です。特に良性発作性頭位めまい症では頭位治療，メニエール病では有酸素運動を併用することで効果が高まります。

表1　めまい──漢方医学で着目する点はここだ！

1. めまいに伴う症状は？	食欲不振, 気力の低下, 抑うつ, 頭重, 頭痛, 肩こり, 動悸, 不眠, 眼精疲労, 目の充血, 足の冷え, のぼせ, 月経異常, 夜間尿
2. 身体所見・腹部所見はどうか？	●体格：やせ, 肥満 ●舌：歯痕, 舌下静脈怒張（☞ **10頁**, **表6**） ●浮腫 ●皮膚の枯燥 ●腹力の強弱 ●臍下部の緊張低下（小腹不仁） ●上腹部をたたくと水音を聴取（心下振水音） ●大動脈の拍動亢進（腹部動悸） ●季肋部の抵抗あるいは圧痛（胸脇苦満） ●臍周囲の圧痛

1　めまいとは？　なぜ起こる？

- 「ぐるぐる回る」「景色が流れる」「身体がふわふわする」「まっすぐ歩けない」「身体が揺れているような感じがする」「立ち上がったときに目の前が暗くなる」など, めまいの訴えは様々です.

- このような症状は身体のバランスが乱れた状態で起きます. 身体のバランスは, 内耳, 視覚, 深部覚からの情報を脳で統合し維持されています. したがって, 内耳, 脳などの障害によってめまいは生じます.

- 身体のバランスの乱れがなくても, 心因性の要素でもめまいが起きます.

- 小脳出血のように生命に関わるめまいや, 急に発症した難聴を伴うめまいは, 西洋医学的治療を先行したほうがよいでしょう.

2　漢方医学の考え方は？（表1）

- 気・血が脳に適切に行きわたらないと, めまいが起こると考えられます.

- 水滞（水毒）では, 気・血の流れが阻害されていると考えられます. その場合は, 利水剤をよく用います（五苓散, 半夏白朮天麻湯など）.

- 気が不足している場合（気虚）や血が不足している場合（血虚）は, それぞれ気・血を補うような漢方薬を使うことで, 十分に気・血が脳へ行きわたるようにします（補中益気湯, 四物湯など）.

- 気逆の場合は急に気が脳に上昇しないように, また気鬱の場合は気が円滑に流れるように治療します. そのため, 気の流れを調節するような漢方薬を使い, 適切に脳に気が届くようにします（苓桂朮甘湯, 柴胡加竜骨牡蛎湯, 半夏厚朴湯など）.

- 瘀血の場合は, 血の停滞を除くような漢方薬を使い, 血が脳に順調に行くようにします（桂枝茯苓丸, 当帰芍薬散など）.

ここをチェック

➡ 漢方薬が西洋薬より相応しいめまいはたくさんあります。また，両者の併用が有効なめまいも
あります。漢方薬を上手に利用して下さい。

ちょこっとmemo

半夏白朮天麻湯のエビデンス

● 新井基洋はめまいリハビリテーションを施行した223例について，半夏白朮天麻湯
を投与した群（半白天群118例）と，ベタヒスチンメシルを投与した群（従来群105
例）を比較検討しています[1]。

● 65歳以上の患者において，従来群に比べて半白天群が重心動揺検査の総軌跡長・
外周面積結果，およびMCS（SF−8調査票の精神症状）検査結果で優位性が示唆され
ました。また，半白天群では，消化器症状を呈する胃腸虚弱がみられる患者におい
て，めまい関連症状に対する治療結果がより高い改善度を示しています。

文 献

1) 新井基洋：日耳鼻会報. 2017；120（12）：1401−9.

（齋藤　晶）

■6章：耳鼻咽喉科・眼科症状のみられる患者さんでどう使う？

18 鼻水・鼻づまり

良い適応となるのは？

● アレルギー性鼻炎は通年性，季節性を問わず，良い適応となる代表的な疾患です。

処方薬はこれ！ | **第一選択**

▶ この症状に幅広いスペクトルを有する**小青竜湯**（しょうせいりゅうとう）

（体格中等度／胃腸は丈夫／顔色やや青白く／やや寒がりの場合）

第一選択薬が効かないときや，その他の特徴的な症候を示している例には？

▶ 非常な寒がり／胃腸に問題なし ➡ **麻黄附子細辛湯**（まおうぶしさいしんとう）

▶ 非常な寒がり／胃腸が心配 ➡ **麻黄附子細辛湯**（まおうぶしさいしんとう）と**桂枝湯**（けいしとう）を合方

▶ 暑がりで汗っかき／体格良好で胃腸は丈夫／目や皮膚のかゆみ ➡ **越婢加朮湯**（えっぴかじゅつとう）

▶ 顔がほてる／めまい／脈が速い ➡ **苓桂朮甘湯**（りょうけいじゅつかんとう）

▶ 鼻づまりが強く副鼻腔炎を合併 ➡ **葛根湯加川芎辛夷**（かっこんとうかせんきゅうしんい）

▶ 胃腸が弱い虚弱児／皮膚症状／体質改善をかねて ➡ **黄耆建中湯**（おうぎけんちゅうとう）

▶ 胃腸が弱く小青竜湯が飲めない ➡ **苓甘姜味辛夏仁湯**（りょうかんきょうみしんげにんとう）

▶ 高齢者の鼻水 ➡ **桂枝湯・人参湯**（けいしとう・にんじんとう）

処方の前に押さえておこう！

● アレルギー性鼻炎には麻黄剤がとても有効ですが，麻黄はエフェドリン，プソイドエフェドリンを主成分とするため，注意が必要です。

● 前述の処方のうち麻黄を含むのは，小青竜湯，麻黄附子細辛湯，越婢加朮湯，葛根湯加川芎辛夷です。

● 胃腸虚弱，心血管系疾患，重度高血圧，高度腎障害，排尿障害，不眠症，甲状腺疾患，緑内障を有する者や，高齢者，妊娠中には使用しないようにします。

87

1 鼻水・鼻づまりとは？ なぜ起こる？

■ アレルギー性鼻炎では，アレルゲンが鼻内に吸い込まれると，「それをくしゃみで吹き飛ばし，鼻水で洗い流し，これ以上身体に入れまいと鼻粘膜をふくらます」といった症状が起こります。これは鼻粘膜の中で，アレルゲン吸入による抗原抗体反応が起こった結果によるものです。

■ 「鼻水が出ます」と訴えても，実際は粘稠鼻汁をそう呼んでいることもあります。アレルギー性鼻炎か，副鼻腔炎を合併しているか，あるいは副鼻腔炎単独かを見きわめるには，専門医の診断が必要な場合があります。

■ 肥厚性鼻炎は，鼻づまりだけの症状です。

■ 一側のみの鼻水は髄液漏，一側のみの鼻閉は悪性腫瘍を除外すべきで，専門医の診断が必要です。

■ 鼻水は止まってきても，鼻づまりがとれない症例では，鼻茸の存在を考えましょう。これも専門医の診察が必要となります。

2 漢方医学の考え方は？

■ 鼻水・鼻づまりは鼻粘膜における「水毒（水の停滞）」と考えます。

■ 歯痕舌 (☞ **10頁**, **表6**) をみることが多く，水毒の程度の参考になります。

■ 鼻粘膜における「水」の停滞を改善するために，麻黄剤の利水作用が有効です。

■ 花粉症では，花粉を大量に浴びた鼻粘膜でのアレルギー反応と，炎症が起きています。この炎症をおさめるためには，麻黄剤の抗炎症作用が有効です。

① 漢方処方の実際

■ 漢方処方を選ぶにあたっては，西洋医学と異なる着眼点を持って役立たせます。顔色，声の元気さ，衣服による防寒の様子，手や首筋を触った汗の様子，冷えのあるなし，胃腸の丈夫さを聞く，などです。

■ 麻黄附子細辛湯は麻黄と附子を含みます。附子に対する注意も必要で，子どもや熱証には投与しないようにしましょう。附子の副作用が出やすくなります。

■ 越婢加朮湯は実熱証に適応となります。花粉症には有効症例が多く，真っ赤な鼻粘膜になっていることも，処方の参考にするとよいでしょう。

■ 苓桂朮甘湯には麻黄は含まれていません。めまい処方として有名ですが，首から上の水毒の改善に有効で，鼻水・鼻づまりの解消に役立つ例があります。著効例を経験することのある処方です。

■ 苓甘姜味辛夏仁湯も麻黄は含まれていません。小青竜湯と同様の作用が期待でき，小青竜湯

- の裏の処方と呼ばれていますが，切れ味の点では小青竜湯ほど良くない場合が多いようです。
- 虚弱児のための黄耆建中湯は1～2年程度の長期の服用が必要です。
- 高齢者では「食事中，鼻水がとめどもなく出る」と訴えることがあります。冷え症で胃腸機能に弱さを認めたら，人参湯が有効な例があります。甘草が多く含まれているため，2/3の投与量で治療効果をみていきます。浮腫傾向がみられる人や，利尿薬を服用している人に対しては投与を避けるか，投与する場合は細やかな注意を払う必要があります。
- 鼻水のない，鼻づまりだけの肥厚性鼻炎には，葛根湯加川芎辛夷で効果がみられることが多いです。荊芥連翹湯，辛夷清肺湯（いずれも麻黄を含まない）が効くこともあります。

② 花粉症症例の鼻粘膜の様子

- 花粉症症例の鼻粘膜の様子を，処方された漢方薬と対応させて図1～3に示しました。

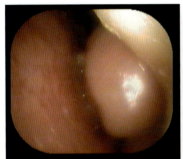

図1　小青竜湯が効いた症例
鼻粘膜は腫脹し水様性鼻汁がある。粘膜は白っぽいピンク

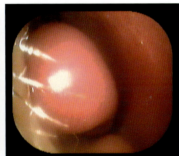

図2　越婢加朮湯が効いた症例
鼻粘膜は発赤が強い

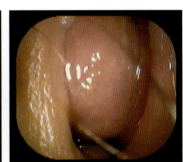

図3　苓桂朮甘湯が効いた症例
鼻粘膜は強度に浮腫状，鼻水があふれ出ている

ちょこっとmemo

妊娠中の花粉症に対する処方

- 妊娠中の花粉症に，「漢方薬なら大丈夫なのでは？」と思われるかもしれません。妊娠すると，通常より水毒傾向が強くなり，より虚になると考えられます。妊娠以前には内服できていた麻黄剤でも，胃腸障害を起こしたり，発汗を促進したり，動悸を起こすことがあるため，投与しないように言われています。
- 妊娠中は次のように処方を選んでいきます。
  - 顔がほてったように見え，脈も速い人には苓桂朮甘湯
  - 汗をかきやすい人には桂枝湯
  - 小青竜湯証（体格中等度／胃腸は丈夫／顔色やや青白く／やや寒がり）の人には苓甘姜味辛夏仁湯
  - 冷え症の人には当帰芍薬散

（山本千賀）

■ 6章：耳鼻咽喉科・眼科症状のみられる患者さんでどう使う？

19 咽喉頭異常感

良い適応となるのは？

- 咽喉頭異常感に精神症状，更年期症状を伴う症例や慢性咽喉頭炎，胃食道逆流症，口腔内乾燥が要因と考えられる症例に良い適応です。

処方薬はこれ！

第一選択
- 不安・不眠・うつ傾向など精神症状を伴う咽喉頭異常感 ➡ **半夏厚朴湯**（はんげこうぼくとう）
- 慢性炎症／喘息／アレルギー素因を持つもの ➡ **柴朴湯**（さいぼくとう）
- のどの乾き・イガイガ感・かゆみ／激しい咳込み／喉頭アレルギー ➡ **麦門冬湯**（ばくもんどうとう）
- 更年期症状／多彩な訴えの女性 ➡ **加味逍遙散**（かみしょうようさん）

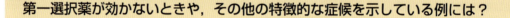

第一選択薬が効かないときや，その他の特徴的な症候を示している例には？

胃食道逆流症の存在が疑われる場合
- 胃もたれ ➡ **六君子湯**（りっくんしとう）
- 悪心／腹鳴／口内炎の反復／心窩部のつかえ／黄色舌苔 ➡ **半夏瀉心湯**（はんげしゃしんとう）
- げっぷ／ガスが多い ➡ **茯苓飲合半夏厚朴湯**（ぶくりょういんごうはんげこうぼくとう）

- 口渇が強ければ ➡ **白虎加人参湯**（びゃっこかにんじんとう）

局所所見を参考に
- 鼻副鼻腔炎に伴う後鼻漏／肩こり・頭痛 ➡ **葛根湯加川芎辛夷**（かっこんとうかせんきゅうしんい）
- 上記に似るが慢性経過／鼻茸／胃弱／高齢者 ➡ **辛夷清肺湯**（しんいせいはいとう）
- 鼻アレルギーに伴う水様性後鼻漏 ➡ **小青竜湯**（しょうせいりゅうとう）
- 小青竜湯が胃腸虚弱で使えない ➡ **苓甘姜味辛夏仁湯**（りょうかんきょうみしんげにんとう）
- 治りにくい水様性後鼻漏／胃部振水音 ➡ **小半夏加茯苓湯**（しょうはんげかぶくりょうとう）
- 痰・咳が多い ➡ **清肺湯**（せいはいとう）
- 扁桃炎／亜急性期から慢性なら ➡ **小柴胡湯加桔梗石膏**（しょうさいことうかききょうせっこう）
- 扁桃炎／さらに慢性化したもの，皮膚科領域の慢性炎症を伴うもの ➡ **荊芥連翹湯**（けいがいれんぎょうとう）

処方の前に押さえておこう！

- 原因と思われる器質的病変がない場合が、漢方治療の適応となります。
- 治療中も致命的疾患の有無を常に念頭に置くことです。投薬により一時症状が軽快したからといって、漫然と投薬を続けているうちに下咽頭癌や食道癌が見つかることもあります。
- 近年はNBI (narrow band imaging) 内視鏡検査により下咽頭・喉頭癌が初期の段階で発見されることも多く、咽喉頭異常感が続く場合には耳鼻咽喉科の診察が必要です。

1 咽喉頭異常感とは？ なぜ起こる？

- 咽喉頭異常感とは、のど周辺の違和感、不快感のことですが、異常感の内容は患者さんにより様々です[1]（**表1**）。

表1 咽喉頭異常感の内容

- 異物感や閉塞感（ひっかかる、つかえる、つまる、腫れぼったい、圧迫される）
- 異常感（いがらっぽい、ざらざらする、かゆい、くすぐったい、乾燥感、痛い、刺すような感じ）
- 痰がからむ
- 咳が出る
- 声が出しづらい
- その他

- また臨床上、咽喉頭異常感の要因は多岐にわたります（**表2**）。

表2 咽喉頭異常感の要因

局所的疾患	・慢性炎症：咽喉頭炎、扁桃炎、食道炎、副鼻腔炎、アレルギー疾患 ・肥大：口蓋扁桃、咽頭扁桃、舌根扁桃 ・形態異常：喉頭蓋、舌骨、頸椎異常、過長茎状突起 ・口腔、咽喉頭、甲状腺、頸部、食道の良性腫瘍、悪性腫瘍 ・潰瘍性疾患 ・唾液腺分泌異常 ・筋神経異常：筋無力症、咽頭痙攣、食道憩室、食道拡張症など
全身性疾患	・呼吸器系疾患：気管支炎、喘息 ・消化器系疾患：慢性胃炎、機能性胃腸症、胃癌 ・循環器系疾患：狭心症の初期、心筋梗塞 ・血液疾患：低色素性貧血（Plummer-Vinson症候群） ・内分泌・代謝系疾患：糖尿病、性腺機能障害、単純性甲状腺腫・バセドウ病・橋本病・亜急性甲状腺炎などの甲状腺疾患 ・自律神経失調症 ・膠原病：強皮症 ・神経系疾患：脳腫瘍、筋萎縮性側索硬化症 ・薬物の副作用：ビスホスホネート、ACE阻害薬 ・精神的疾患：神経症、心身症、うつ病、呑気症、がん不安

91

- 咽喉頭異常感症という病名がありますが，その定義は「患者が咽喉頭異常感を訴えるが，通常の耳鼻咽喉科的視診により訴えに見合うような器質的病変を局所に認めないもの」となっています。
- 以前は咽喉頭異常感の主な原因は鼻咽喉頭の慢性炎症と考えられていましたが，近年は胃食道逆流症が原因のケースが増加しています。

2 漢方医学の考え方は？

- 咽喉頭異常感とは古典では，梅核気➡と言い，気鬱と同時に痰が咽喉にとどまり起こる異物感と考えられます。

> ➡ 「梅核気」：咽中炙臠とも言います。核とは果実の意味で，梅の種のような塊が咽喉部に存在し，吐くことも飲み込むこともできない状態。いわゆるヒステリー球のことです。

- 治療には，気の巡りをよくする方剤（理気剤）を用います。有名なのは半夏厚朴湯で，ふさがって停滞する気を開放し，痰を散らす作用があります。咽喉頭異常感だけでなく，胸のつまり感，呼吸困難，動悸，めまい，不安，不眠など神経症的訴えも半夏厚朴湯の使用目標です。
- 効果がない場合は，慢性炎症なら柴胡剤，胃食道逆流症の影響を考えるなら瀉心湯類，人参剤などを体力（腹部所見）に合わせて組み合わせることになります（☞ 3章）。
- また女性であれば，冷え症，月経困難症，更年期症状の程度から，血の巡りを改善する漢方薬（駆瘀血剤）を使うと有効な場合があります（☞ 7章）。

ちょこっとmemo

治療に難渋する咽喉頭異常感への漢方処方

- 咽喉頭異常感では，原因と思われる病変と訴えの因果関係がはっきりしないときも多く，治療に難渋するケースがあります。胃食道逆流症ではプロトンポンプ阻害薬，副鼻腔炎の後鼻漏ならマクロライド少量長期投与，喉頭アレルギーには抗アレルギー薬の投与などで治療を行います。これらに漢方を併用し，多剤併用療法で効果が上がることもあります。
- 柴朴湯以外の柴胡剤のひとつに柴胡加竜骨牡蛎湯が挙げられます。体力のある，神経過敏で気鬱気味の男性に有効な場合があります。
- 後鼻漏は時に難治性です。小半夏加茯苓湯は悪心，嘔吐，つわりに使われますが，後鼻漏が水様性で，心窩部で振水音を認めるケースでは2週間以内に著効することがあります。証や腹部所見をあまり気にせず使える薬です。

ガイドラインとエビデンス

● 咽喉頭異常感に対する漢方のガイドラインはありませんが，有効例は増えています。さらなるエビデンスの集積が望まれます。

● 『胃食道逆流症（GERD）診療ガイドライン2015』[2] では，PPI抵抗性GERDに対して六君子湯の追加投与が奨励されています。

● 半夏厚朴湯は無作為化比較対照試験で胃食道逆流症患者の咳，痰，咽喉頭部違和感を改善すると証明され，誤嚥性肺炎のリスクを軽減するとの報告[3]があります。

文 献

1) 武藤二郎：現代東洋医. 1990；11(4)：26-30.
2) 日本消化器病学会，編：胃食道逆流症（GERD）診療ガイドライン2015. 改訂第2版. 南江堂, 2015.
3) 新井一郎：薬事. 2017；59(4)：843-53.

（丹波さ織）

■ 6章：耳鼻咽喉科・眼科症状のみられる患者さんでどう使う？

20 流涙症
——アレルギー性結膜炎

良い適応となるのは？

● 分泌性流涙を呈する疾患，特にアレルギー性結膜炎に伴う流涙は漢方治療が有効です。

処方薬はこれ！ 　**第一選択** ▶ この症状に幅広いスペクトルを有する**小青竜湯**（しょうせいりゅうとう）

第一選択薬が効かないときや，その他の特徴的な症候を示している例には？

体力なし

▶ 胃腸弱い／手足の冷え／悪寒／足腰のだるさ ➡ **麻黄附子細辛湯**（まおうぶしさいしんとう）

▶ 胃腸弱い（小青竜湯服用による胃痛など）／冷え症 ➡ **苓甘姜味辛夏仁湯**（りょうかんきょうみしんげにんとう）

▶ 胃部振水音／臍上悸／口渇／立ちくらみ／下半身脱力感 ➡ **苓桂朮甘湯**（りょうけいじゅつかんとう）

▶ 心下痞鞕／のぼせ／手足のほてり／皮膚乾燥／口渇 ➡ **温清飲**（うんせいいん）

体力中等度ないしそれ以上

▶ 口渇／発汗多い ➡ **越婢加朮湯**（えっぴかじゅつとう）

▶ 鼻づまり，鼻閉著明／頭痛，頭重 ➡ **葛根湯加川芎辛夷**（かっこんとうかせんきゅうしんい）

▶ 肩こり／悪寒／発熱 ➡ **麻黄湯**（まおうとう）

▶ 心下痞鞕／結膜充血強度／のぼせ／イライラ／便秘なし ➡ **黄連解毒湯**（おうれんげどくとう）

▶ 心下痞鞕／のぼせ／イライラなどの精神不安強度／便秘あり ➡ **三黄瀉心湯**（さんおうしゃしんとう）

処方の前に押さえておこう！

● 眼科的には様々な原因によって流涙症が起こり，その原因によって治療は異なります。

● 特に涙道閉塞や狭窄による流涙には，狭窄部を開放するための外科的治療が必要なこともあり，眼科医との協力のもとに漢方治療を行うのがベストでしょう。

● 分泌性流涙を呈する疾患，特にアレルギー性結膜炎に伴う流涙で，点眼液等での西洋医学的治療に抵抗する例や，ステロイドでの副作用軽減のために漢方治療は有効です。

1 流涙症とは？ なぜ起こる？

- 涙目，すなわち流涙とは，様々な要因により涙液量が増加し，結膜嚢内に貯留したり，結膜嚢外へ流出する状態です．日常診療で流涙を訴える患者さんの多くは，眼不快感に悩まされ，あふれ出る涙で視機能まで障害される方もいます．

- 涙液は涙腺で産生され，角膜，結膜を潤した後，上・下涙点→上・下涙小管→涙嚢→鼻涙管→下鼻道へと排出されますが，流涙を起こす原因は，涙液の分泌過剰（分泌性流涙）と，導涙機能障害による流涙に大別されます．

- 分泌性流涙の原因には，異物混入，睫毛内反，精神的な流涙やアレルギーなどによる結膜炎が考えられます．一方，導涙機能障害には，顔面神経麻痺や結膜弛緩症などの機能的なものと，図1の矢印で示したように涙液の排出部位のどこかに閉塞や狭窄が生じたことによる涙道閉塞や狭窄の場合があります．

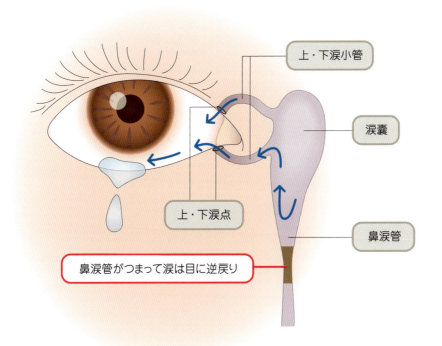

図1　涙道（涙液の排出経路）と鼻涙管閉塞
鼻涙管など排出路のどこかに閉塞が生じると，涙液が逆流することで流涙となる．閉塞による流涙は外科的治療が必要

- 原因の精査は，眼科医による細隙灯顕微鏡検査や涙道通水試験，涙道ブジーなどが必須ですが，流涙が片眼性か両眼性か，瘙痒感，眼脂，充血の有無など問診によって，流涙の原因をある程度予測できる場合もあります．

- たとえば漢方の適応である，アレルギー性結膜炎の場合は両眼性で，瘙痒感，充血，鼻症状を伴うことが多く，導涙機能障害の場合は片眼性であることが多く，涙嚢部の腫脹を合併している場合もあります。

2 漢方医学の考え方は？

- 流涙は漢方医学的には「水毒（あるいは水滞）」と考えられ，水の過剰あるいは分布異常により引き起こされた病的状態と解釈されます。
- 全身的には，浮腫（むくみ），身体の重たい感じ，下痢，嘔吐，唾液分泌亢進，動悸，頭痛，めまい，耳鳴り，口渇，立ちくらみ，朝のこわばりなどがみられます。
- 水の停滞により，腹中雷鳴（グル音の亢進），腹診により胃部振水音，臍上悸がみられれば，水の異常であることがより確定的となります。

① 虚実の鑑別

- 冒頭の処方薬の一覧に挙げた「体力なし」は漢方医学的に虚証と考えられ，「体力中等度ないしそれ以上」は中間証から実証と考えられます。
- 小青竜湯は中間証の患者さんに用いられ，水様性鼻水，くしゃみなど鼻症状が強いアレルギー性結膜炎に伴う流涙に効果的です。元来，水毒体質であり，臓腑の範疇からは脾胃の虚証を呈するため，心下痞鞕を伴うこともあります。
- 小青竜湯で胃痛を生じるような胃腸虚弱な冷え症の患者さんには，苓甘姜味辛夏仁湯の使用がよいでしょう。
- 麻黄剤が使用できない症例や，急性症状が緩和され体質改善を目的にする場合は，温清飲や冷え改善のために柴胡剤を用いることもあります。柴胡剤（さいこ）を使う際は，腹証で胸脇苦満が使用目標であり，虚実の所見から柴胡剤の使いわけをします。

② 腹証の把握

- **胃部振水音（心下振水音）**：心下部に水毒があることを示す症候です。
- **臍上悸**：腹部大動脈の拍動亢進の所見で，臍の直上，あるいはすぐ下で動悸を触れる状態です。神経の高ぶり（気逆）に水毒を兼ねた病態と考えられ，苓桂朮甘湯の適応病証でもあります。
- **心下痞鞕**：瀉心湯類の使用目標となり，心窩部の抵抗，圧痛を認める所見です。
- **胸脇苦満**：肋骨弓下の筋の緊張と圧痛を指し，柴胡剤を使う際の使用目標となります。

ここをチェック

➡ "年をとれば涙目はあたりまえ" と言われ，悩んでいる患者さんはたくさんいます。眼科医との協力のもと，その原因により適切な治療を施すべきです。

ちょこっとmemo

流涙患者さんを診るときの注意点

◉ 一般的に，鼻涙管の機械的閉塞が高度，かつ長期にわたる症例は漢方治療の適応にはなりにくいと思われます。流涙の改善がみられない場合は眼科医に相談し，涙道内視鏡による精査をすべきです。

◉ また，流涙の患者さんを診る上では抗癌剤（ティーエスワン®）の使用の有無を問診しておくべきでしょう。ティーエスワン®の使用により鼻涙管閉塞が生じることがありますので，注意が必要です。

（日比野久美子）

■ 7章：泌尿器・婦人科症状のみられる患者さんでどう使う？

21 頻尿・排尿困難

良い適応となるのは？

● 加齢に伴う下部尿路疾患，特に過活動膀胱や前立腺肥大症の初期病期と慢性膀胱炎（膀胱痛症候群）が良い適応です。

処方薬はこれ！

第一選択

▶ 中高年の泌尿生殖器症状には，まずは補腎剤の**八味（地黄）丸**

第一選択薬が効かないときや，その他の特徴的な症候を示している例には？

八味（地黄）丸が有効な症例で，さらに…

▶ 手足の冷え・しびれが強い場合 ➡ **牛車腎気丸**

▶ のぼせ感・ほてり感を訴える場合 ➡ **六味丸**

▶ 胃腸虚弱で胃腸障害が出る場合 ➡ **清心蓮子飲**

▶ 体力衰弱，寒がり，四肢冷感，胃腸虚弱が強い場合 ➡ **真武湯**

第二選択薬は清熱利水剤

▶ 証は幅広く使用可能／発症1カ月以内 ➡ **猪苓湯**

▶ 中間証〜やや虚証／発症1カ月以降，慢性化 ➡ **猪苓湯合四物湯**

▶ 実証／急性〜慢性／痛みが比較的激しい人 ➡ **竜胆瀉肝湯**

▶ 中間証〜やや虚証／慢性／痛みが比較的軽い人 ➡ **五淋散**

▶ 虚証／慢性／冷え症で神経質，胃腸虚弱 ➡ **清心蓮子飲**

寒さで症状が増悪する場合

▶ 虚証／冷え症で体質虚弱，手先・足先の冷え ➡ **当帰四逆加呉茱萸生姜湯**

▶ 虚証／腰部〜下肢の冷えと痛み ➡ **苓姜朮甘湯**

▶ 虚証／易疲労，多数の変化する自律神経失調症状 ➡ **加味逍遙散**

▶ 虚証／易疲労，冷え症，貧血 ➡ **当帰芍薬散**

▶ 中間証〜やや実証／骨盤腔内静脈うっ滞症候群 ➡ **桂枝茯苓丸**

加齢に伴う脾虚や気虚には補脾（気）剤
- ▶ 慢性疾患，体力低下＋全身倦怠感＋食欲不振 ➡ **補中益気湯**
- ▶ 補中益気湯の証に＋貧血＋冷え ➡ **十全大補湯**
- ▶ 十全大補湯の証に＋健忘＋呼吸器症状 ➡ **人参養栄湯**

処方の前に押さえておこう！

- 下部尿路症状には頻尿や排尿困難のほかにも，尿意切迫感，尿失禁，残尿感，排尿痛などがあり，重複が多くみられます。
- 原因は加齢のほかにも，心因性，冷え症，更年期症候群，睡眠障害，多飲習慣，西洋薬の副作用など多岐にわたります。
- 進行例では外科的処置や西洋薬治療を優先すべき疾患があることから，漢方治療の限界や不適応病態も念頭に置く必要があります。

1 頻尿・排尿困難とは？ なぜ起こる？

① 頻尿とは？

- 頻尿は膀胱の蓄尿機序の異常で出現し，日常での排尿回数が異常に多い場合を言い，時に尿意切迫感や尿失禁を合併します。
- 頻尿は昼間頻尿と夜間頻尿に分類され，昼間頻尿とは起床中の排尿回数が8回以上，夜間頻尿とは就寝中の排尿回数が2回以上の場合を言います。

② 排尿困難とは？

- 排尿困難は膀胱や前立腺などの排尿機序の異常で出現し，排尿時に感じる排尿障害の症状を言い，時に残尿感を伴います。
- 排尿困難には，尿がすぐ出ない，尿の勢いが弱い，尿線が細い，尿の切れが悪い，排尿に時間がかかる，などの症状があります。

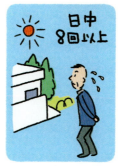
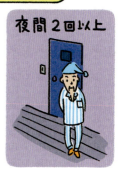
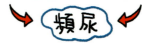

2 漢方医学の考え方は？

- 腎の概念が重要です。腎は先天の生命力を表し，人生に宿命的な成長→生殖→老化（腎気）を調節するとともに，水分代謝機能の維持と調整を担っています。
- 腎虚が進行すると加齢に伴う性ホルモンの生理的減少が起こり，同時に泌尿器系機能の低下が起こります。治療方剤は補腎剤です。
- 腎気には精神機能の調節作用があり，腎虚では生命活動を司るエネルギー（気）が失調し，気虚や気鬱（気滞）に進行します。
- 腎尿路系臓器の疾患は水毒（水滞）が深く関係しており，発現機序は水分の排泄異常や免疫異常（アレルギー）に相当します。治療方剤は清熱利水剤です。
- 関係臓器の膀胱や前立腺は骨盤腔内に位置するため，宿命的な解剖学的変化で起こる瘀血が随伴します。治療方剤は駆瘀血剤です。
- 加齢により後天の生命力が低下して脾虚になると，体力，免疫力，精神活動の低下とともに気の異常が随伴します。治療方剤は補脾（気）剤です。

① 腹証の把握

- **小腹不仁**：下腹部の正中線部に力がなく抵抗が抜ける感じがあります。腎虚の徴候で，八味（地黄）丸や牛車腎気丸の腹証です。
- **小腹拘急**：下腹部の腹直筋下端に抵抗があります。八味（地黄）丸の腹証です。
- **正中芯**：腹部正中線上の皮下に索状物を触れます。臍上部は脾虚，臍下部は腎虚の腹証です。臍の上下にあれば真武湯，臍下にあれば八味（地黄）丸が使用目標です。
- **瘀血の腹証**：下腹部の回盲部や臍傍部やS状結腸部に抵抗・圧痛がある場合はともに瘀血の腹証で，駆瘀血剤が使用目標です。

② 適応薬の選択（図1）

- 漢方では西洋医学的な疾患病名にとらわれずに，出現した症候を全身症状の一徴候としてとらえて適応処方を選択します。
- 証の鑑別は，虚実からみた体力（実証・中間証・虚証）と，陰陽からみた体質（手足冷感の有無）の両面から観察します。
- 高齢者は背景因子に虚弱体質，抗病反応の低下，生体防御機構の失調，新陳代謝の低下などがみられ，症状や経過が慢性化・遷延化する傾向があることから，虚証向け・陰証向けの処方が多くなります。

治療方針	基本処方		応用処方	
	第一選択 補腎剤	第二選択 清熱利水剤	その1 駆瘀血剤	その2 補脾（気）剤
症状 体力	四肢冷感 なし	四肢冷感 あり	瘀血の症状 裏寒（寒さで 症状が増悪）	体力低下 食欲不振 全身倦怠感
実証	竜胆瀉肝湯	猪苓湯 （証に無関係） 猪苓湯合四物湯	大黄牡丹皮湯 桃核承気湯	
中間証	五淋散		桂枝茯苓丸	
虚証	六味丸　八味（地黄）丸　牛車腎気丸 清心蓮子飲 真武湯		苓姜朮甘湯 加味逍遙散 当帰芍薬散 当帰四逆加 呉茱萸生姜湯	補中益気湯 十全大補湯 人参養栄湯

図1 頻尿・排尿困難の漢方治療指針

ちょこっとmemo

牛車腎気丸：頻尿改善の作用機序

◉ 牛車腎気丸の頻尿改善効果に関する薬理学的な作用機序が解明されつつあります。

◉ 以前はコリン作動性刺激で膀胱に収縮抑制が起こるとされてきましたが，近年の研究では，①内因性ダイノルフィンの遊離を促進して脊髄内のκオピオイド受容体の興奮が起こり，知覚抑制系が活性化して膀胱収縮の頻度のみが抑制される[1]，②病的状態で起こる仙髄レベルの無髄感覚線維（C線維）での過剰な膀胱反射経路を抑制して，膀胱の過活動作用が抑制される[2]，との報告があります。

ガイドラインに記載されている方剤

◉ 日本間質性膀胱炎研究会・日本泌尿器科学会『間質性膀胱炎・膀胱痛症候群診療ガイドライン』（2019年）には，効果のあった方剤として竜胆瀉肝湯，猪苓湯，当帰四逆加呉茱萸生姜湯，安中散（あんちゅうさん）等の処方が記載されています[3]（推奨グレードC1）。

◉ 日本排尿機能学会『女性下部尿路症状診療ガイドライン』（2013年），『過活動膀胱診療ガイドライン』（2015年）には，牛車腎気丸は，女性過活動膀胱患者に有効であるという報告が記載されています[4]（推奨グレードC1）。

◉ 日本排尿機能学会『女性下部尿路症状診療ガイドライン』（2013年）には，補中益気湯が腹圧性尿失禁に効果がある処方として記載されています[5]（推奨グレードC1）。

文 献

1） 後藤章暢, 他：臨泌. 2004；58(5)：301-6.
2） 石塚 修, 他：日脊髄障害医会誌. 2005；18(1)：168-9.
3） 関口由紀, 他：日東医誌. 2014；65(4)：268-72.
4） 西澤芳男, 他：漢方と最新治療. 2007；16(2)：131-42.
5） 井上 雅, 他：日東医誌. 2010；61(6)：853-5.
6） 石橋 晃, 他編：泌尿器科漢方マニュアル. ライフ・サイエンス, 2003.
7） 日本東洋医学会学術教育委員会, 編：専門医のための漢方医学テキスト. 南江堂, 2010.

（池内隆夫／関口由紀）

■ 7章：泌尿器・婦人科症状のみられる患者さんでどう使う？

22 月経不順・月経困難

良い適応となるのは？

- 器質的疾患を除外した月経不順，機能性月経困難症が，漢方治療の良い適応となる代表的な疾患です。

処方薬はこれ！

第一選択

▶ 体力なし／色白／冷え症／浮腫傾向 ➡ **当帰芍薬散**（とうきしゃくやくさん）
▶ 体力中等度／血色良好／冷えのぼせ ➡ **桂枝茯苓丸**（けいしぶくりょうがん）

第一選択薬が効かないときや，その他の特徴的な症候を示している例には？

体力なし／腹力弱い
▶ 多愁訴／便秘傾向 ➡ **加味逍遙散**（かみしょうようさん）
▶ 当帰芍薬散に類似するが乾燥傾向（口唇など）／手掌のほてり ➡ **温経湯**（うんけいとう）
▶ 冷え症／月経期間を通じての月経痛／下痢 ➡ **当帰建中湯**（とうきけんちゅうとう）
▶ 冷えで起こる腹痛・腰痛／しもやけ ➡ **当帰四逆加呉茱萸生姜湯**（とうきしぎゃくかごしゅゆしょうきょうとう）

体力中等度ないしそれ以上
▶ 精神不安定／便秘／左下腹部に強い圧痛 ➡ **桃核承気湯**（とうかくじょうきとう）

胃腸虚弱／上記漢方薬で胃腸障害
▶ 食欲不振／胃もたれ ➡ **六君子湯**（りっくんしとう）
▶ 下痢／尿量が多い／唾液がたまる ➡ **人参湯**（にんじんとう）
▶ 内臓下垂感／倦怠感 ➡ **補中益気湯**（ほちゅうえっきとう）

精神的な要因（ストレス）による
▶ 不安感／咽喉部の異物感 ➡ **半夏厚朴湯**（はんげこうぼくとう）
▶ ストレス性胃炎／心身症傾向 ➡ **柴胡桂枝湯**（さいこけいしとう）

103

> **処方の前に押さえておこう！**
> - 無月経では，まず妊娠を除外します。「女性をみたら妊娠と思え」は，現在でも有用な格言です。
> - 年齢，挙児希望などの患者背景を押さえ，中長期的な視野で方針を立てます。
> - 月経周期に応じて処方を使いわけることもあります。
> - 当帰芍薬散，加味逍遙散などに含まれる当帰，川芎などは，胃腸障害をきたすことがあります。胃腸が虚弱な患者さんでは注意が必要です。

1 月経不順・月経困難とは？ なぜ起こる？

① 月経不順とは？

- 月経不順には，希発月経と頻発月経があります。正常月経周期は，25〜38日です。
- 排卵の有無の確認が重要ですから，基礎体温は必ず確認します。基礎体温表にその日の症状も記入してもらうと，治療の参考になります。
- 無排卵周期症や続発性無月経では，子宮体癌のリスクが高まるため注意が必要です。
- 月経不順の主な原因には，多嚢胞性卵巣症候群のような排卵障害があります。温経湯は，ヒト排卵障害例でLH（黄体形成ホルモン）律動性分泌を賦活させ，排卵誘発効果があると報告されています[1]。

② 月経困難とは？

- 月経困難症は，月経期間中に月経に随伴して起こる病的症状を言います。下腹痛，腰痛，腹部膨満感，悪心，頭痛，疲労・脱力感，食欲不振，イライラ，下痢および憂うつの順に多くみられます。
- 器質的疾患を除外することが重要です。特に悪性腫瘍の有無，手術適応の有無について検討が必要です。
- 月経前症候群にも，上記漢方治療が応用できます。
- 月経困難症は，プロスタグランジンなどによる子宮の過収縮が主な原因と考えられ，非ステロイド性抗炎症薬（NSAIDs）が広く使用されます。漢方薬の中の甘草，芍薬，牡丹皮，桂皮にプロスタグランジン産生阻害効果が報告されており，これらを含む漢方薬は臨床でも効果があるとされています[1]。

2 漢方医学の考え方は？

- 女性は月経・妊娠・出産があるため，血の巡りの治療が重要とされています。
- 実証で血色の良い人は月経周期が早くなることが多く，虚証で血色が悪く，冷え症の人は月経周期が遅れることが多いです。月経前・月経期の痛みは実証に多く，月経後の痛みは虚証に多くみられます（**表1**）[2]。

表1 月経のタイプ別異常と主な処方

体型	頑健型	華奢型
月経周期	早まる傾向	遅れる傾向
経血量	多く，血色が濃い	少なく，血色が薄い
月経痛	月経前から，月経第1〜2日頃にかけて下腹痛，腰痛	月経期間全体に鈍痛が続き，特に終了近くに症状が増強
その他	顔色が良く，のぼせ気味 平素胃腸が丈夫で便秘傾向，特に月経時便秘になる 赤いにきびや吹出物が出やすい 自覚的に肩こりが強く，他覚的にも強い	顔色が悪く，冷え症 平素胃腸障害が多く，月経時便秘と下痢を繰り返す 自覚的に肩こりが強いが，他覚的には弱いか筋ばって触れる
主な処方	桃核承気湯 桂枝茯苓丸	当帰芍薬散 当帰建中湯 当帰四逆加呉茱萸生姜湯

（文献2より改変）

- 胃腸虚弱や消化器症状の強い場合は，消化機能の回復が優先されます。
- 女性は精神的ストレスによる気鬱が起こりやすいとされ，ストレスによる月経不順も多くみられます。

瘀血の把握

- 瘀血とは，血の巡りが滞った状態とされています。西洋医学的には，微小循環障害や静脈うっ血などにあたると考えられます。
- 口唇の暗赤色化，目のクマ，紫斑，静脈怒張，細血管の増生，下腹部の膨満感などを認める場合に，瘀血と考えます。
- 瘀血の腹証として，臍傍あるいは下腹部の圧痛があります。
- 治療には，桃仁，牡丹皮，当帰，川芎などを含む駆瘀血剤と呼ばれる処方群を用います。

ちょこっとmemo

月経痛に頓用で使用できる漢方処方

● 月経困難症には，西洋医学ではNSAIDsが広く使用されます。NSAIDsと漢方治療の併用も可能です。

● 月経痛に対して頓用で使用できる漢方処方を**表2**に示します。これらを用いることでNSAIDsの使用量を減らしたり，副作用の軽減が期待できます。

表2 月経痛に頓用で使用できる漢方処方

芍薬甘草湯	下腹部の疝痛性の痛み
安中散	冷えからの胃痛に良いが，月経痛にも使用可能
桃核承気湯	月経痛および精神不穏が強い場合
呉茱萸湯	月経時の頭痛に良いが，下腹痛にも使用可能
当帰建中湯	月経時に冷えて下痢をする場合，月経期間を通じての痛み

『産婦人科診療ガイドライン─婦人科外来編2017』に記載のある処方[3]

CQ304 機能性月経困難症の治療は？

A. 漢方薬あるいは鎮痙薬を投与する（C：考慮される）

漢方薬により月経困難症を効果的に治療できる可能性がある。当帰芍薬散，加味逍遙散，桂枝茯苓丸，桃核承気湯，当帰建中湯などから，漢方医学的診断に基づいて処方する。漢方薬治療に即効性はないが4ないし12週間の投与で症状の改善を期待できる。なお芍薬甘草湯は月経痛が激しい場合に頓服で用いることができる。

● 『産婦人科診療ガイドライン─婦人科外来編2017』[3]には上記のように，血の巡りを良くする薬剤が挙げられています。無効の場合，胃腸の症状や精神的な要因に着目して変更を考慮します。

● 若年者の場合，不安を取り除くために，年齢や妊娠・出産によって軽快することが多いと説明します。

文献

1) 奥田喜代司：日産婦会誌. 2001；53（9）：N232−N235.
2) 花輪壽彦：漢方診療のレッスン. 金原出版, 1995.
3) 日本産科婦人科学会／日本産婦人科医会，編監：産婦人科診療ガイドライン─婦人科外来編2017. 日本産科婦人科学会, 2017.
4) 稲木一元, 他：女性のための漢方薬. 中外医学社, 2010.

（松本大樹）

■ 7章：泌尿器・婦人科症状のみられる患者さんでどう使う？

23 更年期障害
―― 冷え・のぼせ

良い適応となるのは？

- 更年期障害には良い適応となります。血の道症のひとつです。

処方薬はこれ！

第一選択
▶ **加味逍遙散**（かみしょうようさん）　不定愁訴が多く，便秘気味の人に使用します。

第一選択薬が効かないときや，その他の特徴的な症候を示している例には？

体力中等度ないしそれ以上
- ▶ のぼせ／めまい／愁訴が固定 ➡ **女神散**（にょしんさん）
- ▶ のぼせ／肩こり／月経異常／瘀血あり ➡ **桂枝茯苓丸**（けいしぶくりょうがん）

体力あり
- ▶ のぼせ／便秘／イライラ強い／瘀血あり ➡ **桃核承気湯**（とうかくじょうきとう）
- ▶ 不眠／イライラ／のぼせ／便秘なし／瘀血なし ➡ **黄連解毒湯**（おうれんげどくとう）

体力なし
- ▶ のぼせ／口が苦い／胃腸悪い／便秘なし／加味逍遙散で消化器症状出現 ➡ **柴胡桂枝湯**（さいこけいしとう）
- ▶ のぼせ／動悸／気分が沈む／イライラ／便秘なし ➡ **桂枝加竜骨牡蛎湯**（けいしかりゅうこつぼれいとう）

めまいが強い
- ▶ のぼせ／動悸／立ちくらみ／胃内停水 ➡ **苓桂朮甘湯**（りょうけいじゅつかんとう）

処方の前に押さえておこう！

- 加味逍遙散の処方に適している患者さんは，問診票に山のように症状（いわゆる不定愁訴）を列記している人が多く，これが大変参考になります。
- 処方後に便通がつけば効果あり，下痢をすれば体力なしの漢方に進み，便秘の改善がなければ桃核承気湯へ進みます。

1 更年期障害（冷え・のぼせ）とは？　なぜ起こる？（西洋医学編）

① 更年期障害（冷え・のぼせ）とは？

■ 冷え・のぼせは，頭・顔・胸などの上半身がのぼせたりほてったりするのに，手や足腰などの下半身が冷えている状態です。のぼせ・ほてりはホットフラッシュ（hot flash）とも言います。

■ 更年期を確実に診断する検査はありませんが，更年期女性において，12カ月以上の無月経が続いた場合に確定でき，12カ月未満の女性や子宮摘出を行っている女性では「FSH（卵胞刺激ホルモン）値40mIU/mL以上かつE_2（エストラジオール）値が20pg/mL以下」をもって閉経と判断します[1]。

② 冷え・のぼせの発症機序は？

■ 冷え・のぼせは自律神経失調症状（血管運動神経症状：エストロゲン欠落症状）です。

■ 卵巣機能低下，すなわち内因性エストロゲンの低下によりnegative feedback機構が作動するため，視床下部－下垂体－卵巣系に変化を生じ，視床下部は持続的な亢進状態となります。このため，視床下部からはゴナドトロピン放出ホルモン（GnRH），下垂体からはゴナドトロピンの過剰放出を促します。その機能亢進状態は視床下部に存在する自律神経中枢へも影響を及ぼし，自律神経失調の状態となります。

■ 一方，心理的および環境的な要因は大脳皮質－大脳辺縁系を刺激するため，その刺激は視床下部の自律神経中枢にも影響を及ぼし，自律神経失調症を発症すると言われています[1]。

③ 除外診断について

■ 除外が必要な類似疾患は，うつ病，悪性疾患，甲状腺疾患などです。

2 漢方医学の考え方は？

■ 漢方の古典である『黄帝内経素問』の「上古天真論」では，女性の一生を7年ごとに区切り，42歳からは顔にしわが増え，白髪が混じる。49歳になると閉経になり，生殖能力なく，器官も萎縮すると述べられています。

■ 漢方医学では，更年期障害は上熱下冷（冷えのぼせ）としており，気の症状としては自律神経症状（のぼせ・イライラ・頭痛・肩こり），血の症状としては内分泌系欠落症状（月経不順・不眠・疲労感・皮膚の艶など），水の症状としては血管運動障害（冷え・むくみ・めまい）と考えます[2]。

■ 漢方薬の良いところは，1剤で血管運動神経症状の冷え・のぼせと精神神経症状の不安・

不眠・不定愁訴に効くことです。

- エストロゲン製剤を主体としたホルモン補充療法は，のぼせ・ほてりには著効しますが，精神症状や冷えにはあまり効き目はありません。また，エストロゲン長期投与による子宮内膜癌や乳癌の発生予防にも注意が必要です。

- この点，漢方は発がんのリスクもなく，証を見きわめて処方すれば，安価でかなり安全な薬と考えます。冷え・のぼせの処方を**表1**[3]にまとめました。

表1 冷え・のぼせの処方

	加味逍遙散	女神散	桂枝茯苓丸	桃核承気湯	黄連解毒湯	柴胡桂枝湯	桂枝加竜骨牡蛎湯	苓桂朮甘湯
体力	中等度	あり	中等度～あり	あり	あり	中等度	なし	中等度
便秘	△	△		◎				
瘀血			◎	◎				
精神症状	多し◎	固定○		イライラ○	イライラ不安定○		イライラうつ○	
月経異常	○		○	○				
胃内停水								◎

◎：証の決定に大事な症状で，強くみられる
○：ほとんどがみられる症状
△：ややみられる症状
未記入：参考にしなくてよい症状

（文献3より改変）

① 虚実の鑑別

- 体力ありは実証ととらえます。赤ら顔でしきりに汗をふいている中年の太った御婦人を連想して下さい。

- 体力なしは虚証ととらえます。やせて顔色の悪い中年の御婦人を連想して下さい。

② 腹症の把握

- **瘀血**：左下腹部に強い抵抗と圧痛を認めます。

- **心下振水音**：胃内停水，診察台に休ませ膝を伸ばしたまま胃のあたりを指で軽くたたくと，チャポチャポと水の音がします。水毒の典型的な所見です。

109

ちょこっとmemo

患者さんが漢方処方を希望する場合の考え方

◉ 『産婦人科診療ガイドライン―婦人科外来編2017』[4] には，ホットフラッシュ，発汗，不眠などが主な症状の場合にはホルモン補充療法（エストロゲン製剤を投与する治療法）が勧められるとあり，実質的にはホルモン補充療法がファーストチョイスとなっています。

◉ このため，冷え・のぼせの患者さんが漢方処方を希望される際は，十分なインフォームドコンセントのもとでの処方が望まれます。

◉ 『産婦人科診療ガイドライン―婦人科外来編2017』[4] では，漢方薬について具体的に下記のように記載されています。

- CQ409：月経前症候群の診断・管理は？

  治療にはカウンセリング・生活指導や薬物療法（精神安定剤，利尿剤，鎮痛剤，漢方薬等）を選択する（推奨レベルB：勧められる）。

  ※漢方薬として「当帰芍薬散，桂枝茯苓丸，加味逍遙散，桃核承気湯，女神散，抑肝散」などがよく用いられると記載されています。

- CQ412：更年期障害への対応は？

  不定愁訴と呼ばれる多彩な症状を訴える場合には漢方療法などを用いる（推奨レベルC：考慮される）。

- CQ415：更年期障害に対する漢方治療・補完代替医療はどのように行うか？

  漢方処方としては当帰芍薬散，加味逍遙散，桂枝茯苓丸などを中心に用いる（推奨レベルC：考慮される）。

  ※上記3処方を含め，「更年期障害」「血の道症」の適応を持つ漢方処方が計13種記載されています。

文 献

1) 日本産科婦人科学会，編監：産婦人科研修の必修知識2016-2018．日本産科婦人科学会，2016．
2) 花輪壽彦：漢方診療のレッスン．金原出版，1995．
3) 藤平 健：漢方処方類方鑑別便覧．リンネ，1982．
4) 日本産科婦人科学会／日本産婦人科医会，編監：産婦人科診療ガイドライン――婦人外来編2017．日本産科婦人科学会，2017．
5) 佐藤 弘：漢方治療ハンドブック．南江堂，1999．

（向井治文）

■ 7章：泌尿器・婦人科症状のみられる患者さんでどう使う？

24 不妊

良い適応となるのは？

● 漢方のみで不妊は解決できませんが，漢方の服用により冷えの改善や水毒の解消，気の滞りを取り除きリラックスさせることで妊孕性の向上を図ります。そうすることにより，西洋医学の効果も相乗的に上げることができます。

処方薬はこれ！ 第一選択 ▶ 頻用されるのは 当帰芍薬散

第一選択薬が効かないときや，その他の特徴的な症候を示している例には？

排卵障害
▶ 高プロラクチン血症，高アンドロゲン血症の人 ➡ 芍薬甘草湯
▶ LH-RHの分泌を亢進させる／しもやけ／唇の乾き ➡ 温経湯
▶ 胃腸虚弱，食欲不振 ➡ 六君子湯
▶ イライラ感，易疲労感，精神不安を訴える人／軽度の胸脇苦満 ➡ 加味逍遙散

黄体機能不全
▶ LH-RHの分泌を亢進させる／しもやけ／唇の乾き ➡ 温経湯

冷え症
▶ 手足の冷えが強く，下腹部痛がある人 ➡ 当帰四逆加呉茱萸生姜湯
▶ 実証の不妊症女性／瘀血 ➡ 桂枝茯苓丸
▶ 食欲不振，易疲労感，胃腸虚弱／代表的補剤 ➡ 補中益気湯
▶ 虚弱，無気力，倦怠感 ➡ 麻黄附子細辛湯
▶ 胃腸虚弱，心下部振水音，胃部膨満感，食欲不振 ➡ 六君子湯
▶ LH-RHの分泌を亢進させる／しもやけ／唇の乾き ➡ 温経湯
▶ 腰下部の冷えの強い人 ➡ 苓姜朮甘湯

111

心身症

▶ 神経質，イライラ感，不眠 ➡ **抑肝散**

▶ 抑肝散より体力低下／慢性化 ➡ **抑肝散加陳皮半夏**

▶ 精神不安，神経症，のどがつまる感じを訴える ➡ **半夏厚朴湯**

▶ 胃腸虚弱，食欲不振 ➡ **六君子湯**

▶ 六君子湯に比べ虚証が強く，水毒がある人 ➡ **四君子湯**

▶ 実証で不眠，イライラ感，精神不安を訴える人／腹部大動脈の拍動 ➡ **柴胡加竜骨牡蛎湯**

▶ 胃腸虚弱，抑うつ傾向のある人 ➡ **香蘇散**

不育症

▶ 食欲不振，易疲労感，胃腸虚弱／代表的補剤 ➡ **補中益気湯**

▶ 食欲不振，貧血，皮膚枯燥，倦怠感 ➡ **十全大補湯**

▶ 胃腸虚弱，食欲不振 ➡ **六君子湯**

▶ ステロイド作用 ➡ **柴苓湯**

処方の前に押さえておこう！

● 最近は学生の授業に漢方も入ってきましたが，西洋医学がメインであることは間違いありません。漢方は臨床医学です。まず処方して，効果を判断することが学ぶ第一歩となります。

● 漢方の三大原典（黄帝内経，傷寒論，金匱要略）の『金匱要略』には，婦人の妊娠病，婦人の産後病，婦人の雑病という分類はありますが，男性に関する分類はありません。現在も不妊で医療を受けるのは女性のほうが多いようです。そこでまず女性に処方してみてはどうでしょうか。婦人の三大処方（**表1**）から始めてみるとよいと思います。そこから，自分の処方を増やしていけばよいでしょう。

表1 婦人の三大処方

当帰芍薬散	貧血などの虚血の症状や水毒に効果がある
桂枝茯苓丸	瘀血を治す成分が多く含まれる。のぼせやむくみにも有効な処方
加味逍遙散	気や血の異常に効果がある処方。イライラやうつ状態，不眠などの精神症状の改善によく用いられる。肩こり，便秘にも効果がある。更年期障害によく使われる

1 不妊症とは？

■ 教科書的には，避妊しないで1年妊娠しないと不妊症とされています。正常性機能のカップルでは，3カ月で50％，6カ月で70％，1年で85％が妊娠します。

■ 実際には6カ月妊娠しない場合は，不妊検査・治療を始めたほうがよいでしょう。

■ 昔は，不妊は女性に原因があることが多いと言われていましたが，現在では男性不妊と女性不妊の割合は1対1と言われています。しかも，男性不妊治療は難しいケースが多いようです。

■ 不妊のカップルは10組に1組と言われていて，不妊に悩むカップルは多いようです。

■ 最近は，体外受精などのART（assisted reproductive technology）が進化し，拡がっています。

■ しかし，費用や精神的な面では問題があるようです。できるだけ自然な方法で不妊の解決を望む人はかなりいます。漢方だけで不妊を完全に解決することは，当然のことながら難しい話です。生殖器の奇形や卵管不妊など，手術が必要なものについては漢方はお手上げです。しかし，術後のフォローに漢方の出番があることもあります。

2 漢方医学の考え方は？

① 漢方を不妊に処方するメリット

■ 当帰芍薬散は冷えと水毒に対応する処方で，不妊の女性にはこのタイプが多いようです。

■ 当帰芍薬散は不妊症の保険病名で処方できます。また，医学的適応疾患としては無月経，無排卵，黄体機能不全などがあります。

■ 当帰芍薬散の作用機序としては，視床下部のLH-RH（黄体形成ホルモン放出ホルモン）の分泌促進による視床下部―下垂体系への活性化が確認されています。

■ 不妊症によく用いられる漢方薬の一覧を**表2**にまとめました。

表2　不妊症によく用いられる漢方薬

●当帰芍薬散	●桂枝茯苓丸
●温経湯	●芍薬甘草湯
●補中益気湯	●加味逍遙散
●麻黄附子細辛湯	●六君子湯
●四君子湯	●抑肝散
●抑肝散加陳皮半夏	●香蘇散
●柴胡加竜骨牡蛎湯	●苓姜朮甘湯
●半夏厚朴湯	●柴苓湯
●当帰四逆加呉茱萸生姜湯	

② 虚実の鑑別

■ 不妊症の女性には，虚証が多いようです。

■ 実証の女性の不妊カップルの場合は，男性のほうに問題があることが多いようです。

ちょこっとmemo

男性不妊と漢方薬

◉ 男性不妊については，西洋医学でも精子の数を増やしたり，運動性を高める著効薬はありません。

◉ 疲労回復や，体力を増強することにより，間接的に男性不妊の解決に漢方が役立つことがあるため，その目的で**表3**のような漢方薬を投与します。

表3　男性不妊に用いられる漢方薬
●補中益気湯
●十全大補湯
●八味（地黄）丸
●牛車腎気丸

（金倉洋一）

■8章：皮膚症状のみられる患者さんでどう使う？

25 かゆみ

良い適応となるのは？

• 抗ヒスタミン薬や抗アレルギー薬，各種外用薬が効かないかゆみに，漢方治療が有効なことがあります。ドライスキン，湿疹，蕁麻疹，アトピー性皮膚炎などのほか，皮膚瘙痒症も漢方治療の良い適応です。

処方薬はこれ！　　**第一選択**
▶ 顔の赤み／熱感／のぼせには**黄連解毒湯**（おうれんげどくとう）
▶ 老人性の乾燥性湿疹／分泌物が少ない場合は**当帰飲子**（とうきいんし）

第一選択薬が効かないときや，その他の特徴的な症候を示している例には？

▶ 顔の赤み／ほてり／口渇／多飲 ➡ **白虎加人参湯**（びゃっこかにんじんとう）

皮膚の乾燥あり
▶ 浅黒い皮膚／赤みあり ➡ **温清飲**（うんせいいん）
▶ 手足のほてり ➡ **六味丸**（ろくみがん）

蕁麻疹
▶ 便秘あり ➡ **茵蔯蒿湯**（いんちんこうとう）
▶ 便秘なし ➡ **茵蔯五苓散**（いんちんごれいさん）

▶ ストレスによるかゆみ，搔破行動／不眠 ➡ **抑肝散**（よくかんさん）

処方の前に押さえておこう！
• ドライスキンや皮膚症状があるときには適切な外用治療やスキンケアが大切です。

115

1 かゆみとは？　なぜ起こる？

- かゆみは，今すぐに掻きたいという欲求を伴った不快な皮膚感覚と定義されます。
- かゆみの原因としては，起痒物質〔ヒスタミン，トリプターゼ，サブスタンスP，IL-1，IL-2，IL-6，IL-31，TNF-α，活性酸素，ECP（好酸球陽イオン蛋白），MBP（主要塩基性蛋白）など〕の関与，表皮内神経線維の直接刺激，オピオイドの関与，ヒスタミンH$_4$受容体（H$_4$R）の関与などがあり，疾患によりこれらのいずれかがかゆみの原因になっていると考えられます。
- 原疾患として最も多いのは，ドライスキンによるものです。肝・胆道系疾患，腎疾患，内分泌・代謝疾患（糖尿病，甲状腺機能異常など），血液疾患（白血病，リンパ腫などの造血系腫瘍），内臓悪性腫瘍などの基礎疾患を伴うもの，薬物や食事によりかゆみが誘発されるものもあり，それらのスクリーニングが必要となります。
- また，精神的なストレスが関与してかゆみが出現，増悪したり，ストレスコーピングとしての掻破行動により二次的に湿疹性病変，掻破痕，色素沈着などの皮疹が生じたりすることもあります。

2 漢方医学の考え方は？

- 漢方医学では，「気（生命エネルギー，ガス）」「血（血液）」「水（リンパ液や汗などの体液）」がバランス良く巡っている状態を健康と考えます。
- かゆみと随伴する身体の症状により，気血水のバランスの崩れている部分を調えるように漢方薬を選択します（**表1**）。

表1　気血水の異常によりみられる症候と漢方処方

	気の異常		血の異常	水の異常
	気逆	気鬱	血虚	水毒
生薬	黄連，桂枝	厚朴，蘇葉，香附子，陳皮	当帰，川芎，地黄	茯苓，朮，沢瀉，半夏，麻黄
処方	黄連解毒湯	香蘇散	四物湯，温清飲，当帰飲子	茵蔯五苓散
症候	のぼせ 顔面紅潮 イライラ	抑うつ気分 不安感 のどにつまった感じ	皮膚・粘膜の乾燥 貧血	むくみ 蕁麻疹

① 「気」の異常

- 「気」が上昇している状態を「気逆」と言います。症状としてはのぼせや顔面紅潮，イライラなどがあり，黄連，桂枝などを含む処方を考えます。
- 「気」が滞っている状態を「気鬱」と言います。気分が落ち込んでうつ的な症状を示したり，気体などの目に見えないものの停滞感，閉塞感として現れたりする場合がありま

す。厚朴, 蘇葉, 香附子, 陳皮などを含む処方を考えます。

■ また, 精神的ストレスによるもので, 腹証で胸脇苦満のある場合には, 抑肝散など柴胡を含む処方を考えます。

②「血」の異常

■「血」の不足した状態を「血虚」と言います。皮膚の乾燥は血虚としてとらえ, 当帰, 川芎, 地黄といった補血作用のある生薬を含む処方を考えます。

■ 特に当帰, 川芎, 地黄, 芍薬から構成される四物湯は血虚の基本処方となっており, 四物湯を含む処方としては温清飲や当帰飲子などがあります。

③「水」の異常

■「水」の過不足, 分布異常による病態を「水毒」と言います。浮腫や蕁麻疹は「水毒」と考えられます。

■ 茯苓, 朮, 沢瀉, 半夏, 麻黄などを含む処方を考えます。

ちょこっとmemo

日本皮膚科学会のガイドラインに記載されている漢方処方

◉ 日本皮膚科学会『汎発性皮膚瘙痒症診療ガイドライン』[1]では, 老人性皮膚瘙痒症に対する黄連解毒湯, 牛車腎気丸, 八味地黄丸, 六味丸 (エビデンスレベルⅡ), 腎不全や透析患者の皮膚瘙痒症に対する黄連解毒湯, 温清飲, 当帰飲子 (エビデンスレベルV) などの有効性についての記載があります。

◉ また, 瘙痒を伴う皮膚疾患の代表であるアトピー性皮膚炎の診療ガイドライン[2]には「ステロイドやタクロリムスなどの抗炎症外用薬や抗ヒスタミン薬内服, スキンケア, 悪化因子対策を十分行った上で, 効果が得られないアトピー性皮膚炎の患者に対して, 漢方療法を併用することを考慮してもよい」と記載されており, 漢方療法の基本や漢方薬の副作用についても言及されています。

文献

1) 佐藤貴浩, 他：日皮会誌. 2012；122 (2)：267-80.
2) 加藤則人, 他：日皮会誌. 2018；128 (12)：2431-502.
3) 佐藤 弘：漢方治療ハンドブック. 南江堂, 1999.
4) 日本東洋医学会学術教育委員会, 編：専門医のための漢方医学テキスト. 南江堂, 2010.

(近藤亨子)

■ 8章：皮膚症状のみられる患者さんでどう使う？

26 蕁麻疹

良い適応となるのは？

• 特発性の蕁麻疹，特に抗ヒスタミン薬のみではコントロールできない急性および慢性の蕁麻疹が良い適応となります。

処方薬はこれ！ **第一選択** ▶ この症状に広いスペクトルを有する**茵蔯五苓散**（いんちん ご れいさん）

第一選択薬が効かないときや，その他の特徴的な症候を示している例には？

皮疹を触ると熱い
▶ 便秘／上腹部の張り ➡ **茵蔯蒿湯**（いんちんこうとう）
▶ 浮腫・発赤が強い ➡ **越婢加朮湯**（えっぴ か じゅつとう）

皮疹の膨隆が少ない
▶ 皮膚描記症 ➡ **十味敗毒湯**（じゅう み はいどくとう）
▶ かゆみが強い／湿疹も混在 ➡ **消風散**（しょうふうさん）

▶ 体格良好／季肋部の抵抗・圧痛 ➡ **大柴胡湯**（だいさい ことう）
▶ 食事が原因／便秘 ➡ **調胃承気湯**（ちょう い じょうき とう）

処方の前に押さえておこう！

• 蕁麻疹の治療に頻用される抗ヒスタミン薬は，皮膚マスト細胞の脱顆粒により遊離されたヒスタミンの作用を，ピンポイントに抑制します。一方，漢方薬は皮疹のみならず，**表1**[1] に示すように，蕁麻疹の様々な誘因や背景因子に対し，多面的に働きます。

• そのため，症例に応じて漢方薬同士あるいは漢方薬と抗ヒスタミン薬を併用することで，よりオーダーメイドな治療が可能となり，自然な治癒に導くことができます。

表1　蕁麻疹の病態に関与する因子

1. 直接的誘因 （主として外因性, 一過性）	1) 外来刺激 2) 物理的刺激 3) 発汗刺激 4) 食物 5) 薬剤 6) 運動
2. 背景因子 （主として内因性, 持続性）	1) 感作（特異的IgE） 2) 感染 3) 疲労・ストレス 4) 食物 5) 薬剤 6) 自己抗体 7) 基礎疾患：膠原病, 造血系疾患その他の内臓病変

（文献1より改変）

1　蕁麻疹とは？　なぜ起こる？

- 蕁麻疹とは膨疹（紅斑を伴う限局性の浮腫）が24時間以内に出没する疾患で, 多くはかゆみを伴います。

- 機序は, 皮膚マスト細胞が何らかの機序により脱顆粒し, 皮膚組織内に放出されたヒスタミン等の化学伝達物質が皮膚微小血管と神経に作用して, 血管拡張（紅斑）, 血漿成分の漏出（膨疹）, およびかゆみを引き起こします。

- 病型は, ①直接的原因や誘因がなく自発的に膨疹が出現する特発性の蕁麻疹と, ②特定の刺激ないし負荷により皮疹を誘発できる刺激誘発型の蕁麻疹に大別されます。①は日常臨床上数多く経験され, 急性（発症6週間以内）と慢性（6週間以上）に分けられます。②には, アレルギー性蕁麻疹, 食物依存性運動誘発アナフィラキシー, 物理性蕁麻疹（機械的刺激, 寒冷, 日光, 温熱などによるもの）等があります。

- 病態に関与する因子は, 表1のように多岐にわたります。蕁麻疹の診療においては, すべての原因を1つの因子に求めるのではなく, 病型, 病歴, 社会的背景やその他の身体症状にも留意し, 表1を参考に対策を講ずることが求められます。

2　漢方医学の考え方は？

- 蕁麻疹の病理組織像は, 真皮上層の浮腫と毛細血管拡張です。

- 漢方医学的には局所の水毒と熱証であり, 清熱利水剤で構成される茵蔯五苓散が皮疹に対する第一選択薬です。

- 漢方薬の良い適応となるのは, 直接的原因ないし誘因なく自発的に膨疹が出現する特発性の蕁麻疹です。

■ 刺激誘発型の蕁麻疹のうちアレルギー性蕁麻疹は，原因を避けることが第一の治療です。物理性蕁麻疹に対しては，症例にもよりますが効果が一定しない印象です。

① 急性蕁麻疹の漢方治療

■ 冒頭の処方薬の図に基づいて，皮疹に対する治療を主体として，体内の病的産物の排除を行います。

② 慢性蕁麻疹の漢方治療

■ 皮疹に対する治療に加えて，背景因子に対する治療も併せて行います（表2）。

表2　慢性蕁麻疹——漢方医学で着目する点と処方

1. 感染の合併は？	病巣感染あり	小柴胡湯
2. ストレスの関与は？	ストレス／季肋部の圧迫感あり	加味逍遙散（多彩な愁訴） 抑肝散（易怒性）
3. 疲労は？	疲れにより悪化	参耆剤（人参・黄耆を含む製剤） 補中益気湯（疲労が強い） 十全大補湯（乾燥症状が強い）
4. 胃腸は丈夫か？	腹痛・下痢・IBS症状あり	小建中湯 黄耆建中湯（虚弱，多汗）
5. 瘀血[*1]は？	瘀血あり，ストレス・便秘あり	桃核承気湯
6. 血虚[*2]は？	血虚あり，冷え症あり	当帰芍薬散
7. 冷えは？	冷えにより悪化	当帰四逆加呉茱萸生姜湯（手足の冷え） 麻黄附子細辛湯（寒気がして発症）

＊1：血流障害もしくは婦人科系の代謝不全により起こる症状。顔色がどす黒い，紫斑やあざができやすい，毛細血管の拡張，のぼせ，冷え，肩こり，月経不順などがみられる
＊2：血液・皮膚等の栄養成分の不足。皮膚の色艶が悪い，皮膚の乾燥，爪がもろい，目がかすむなどの症状がみられる

ここをチェック

➡ 西洋医学的治療では，抗ヒスタミン薬投与のみでは制御しがたい急性期の症状の強い蕁麻疹に対し，熱を持った皮疹のクーリングと点滴による病的産物のwash outを行うことがあります。清熱利水剤で構成される茵蔯五苓散・茵蔯蒿湯・越婢加朮湯等の漢方薬は，内服薬により上記の作用を兼ねていると考えられます。

文 献

1）秀 道広，他：日皮会誌. 2018；128(12)：2503-624.
2）二宮文乃：図解・症例 皮膚疾患の漢方治療. 源草社，2008，p139-46.
3）夏秋 優：皮膚臨床. 2010；52(11)：1763-6.
4）磯村知子：アレルギー免疫. 2016；23(3)：398-403.

（磯村知子）

■9章：運動器症状のみられる患者さんでどう使う？

27 腰痛

良い適応となるのは？

• 慢性に経過する加齢性の腰痛や坐骨神経痛で，特にNSAIDsで副作用がある人，高齢者，胃腸虚弱者，冷え症の人には良い適応となります。

処方薬はこれ！

第一選択
▶ この症状に広いスペクトルを有する**八味（地黄）丸**
▶ または**牛車腎気丸**

第一選択薬が効かないときや，その他の特徴的な症候を示している例には？

体力なし／腹力弱い
▶ 胃腸が虚弱 ➡ **桂枝加朮附湯** または **桂枝加苓朮附湯**
▶ 手足の冷えが強い ➡ **当帰四逆加呉茱萸生姜湯**

体力中等度ないしそれ以上
▶ 中年男性 ➡ **疎経活血湯**
▶ 中年女性 ➡ **五積散**

▶ 冷やしたことがきっかけ ➡ **麻杏薏甘湯**

処方の前に押さえておこう！

• 腰痛は，あくまでも症状で診断名ではありません。骨腫瘍（特にがんの転移）やカリエスなどが紛れ込んでいる可能性があることを，心にとめておきましょう。
• 急性の腰痛は，一般的には現代医薬のほうが効果的で早く解決します。
• 慢性の腰痛で非ステロイド性抗炎症薬（NSAIDs）を長々と続けられない人には，漢方薬の出番です。痛みだけに注目せずに，冷えや疲れなど全身の訴えや症状・漢方医学的所見も大いに参考にして処方を決めます。

121

1 腰痛とは？ なぜ起こる？

- ヒトは四足動物の脊椎構造のまま，二足で歩きはじめたため，腰椎に無理が生じて腰痛が起こるのです。腰痛はヒトの宿命的な症状と言われています。
- 坐骨神経は腰椎から出てくるため，腰椎に問題があると坐骨神経痛を伴うことが多くみられます。
- 変形性脊椎症，椎間板症，椎間板ヘルニア，分離・すべり症，脊柱管狭窄症と，多様な病名がありますが，いずれも局所の若さが失われた結果，すなわち加齢性の要素が関わった結果，痛むのです。
- 慢性の腰痛には，心理社会的因子も関与していることがわかってきました。

2 漢方医学の考え方は？ 漢方では腰痛をどうみる？（表1，2）

表1 腰痛——漢方医学的診察で着目する点はここだ！

問診	冷えのぼせ	上熱下冷（特に下半身の冷えが著明）
	慢性過労状態	酒色損傷（残業・宴会・夜遊び続き）
	下半身の衰え	腎虚（精力減退，ED傾向）
切診	腹診	小腹不仁（腎虚）
		振水音（胃弱）
	四肢	他覚的に冷たい

表2 一処方では"今一つ"というときに併用（追加）するとよい処方

全身倦怠・顔色不良	十全大補湯
食欲不振・気力低下	補中益気湯
睡眠障害・イライラ	抑肝散（胃腸普通），抑肝散加陳皮半夏（胃腸虚弱）
婦人科トラブル	桂枝茯苓丸（体力中等度以上），当帰芍薬散（体力なし）
強い冷えと痛み	調剤用附子（修治附子末，炮附子末，加工附子）

- 腰痛の原因を，腎虚，瘀血，寒湿，風湿などと分類することがあります。
- 腎虚とは，腎（生命・生殖活動のエネルギーである"精気"が宿るところ）が衰えたことを言います。高齢者の腰痛や精力低下，排尿障害も腎虚の現れと考えます。腎虚には，八味（地黄）丸や牛車腎気丸がファーストチョイスです。
- 八味（地黄）丸や牛車腎気丸のような地黄が多く含まれる処方は，胃弱の人には適さないことがあります。その場合は，桂枝加朮附湯や桂枝加苓朮附湯がよいでしょう。
- しもやけができるような末梢循環の悪い人には，当帰四逆加呉茱萸生姜湯を用います。
- 残業や宴会続きで疲労が重なると，瘀血状態となり腰痛が現れることがあります。この

122

ような腰痛には，疎経活血湯などの駆瘀血薬が選ばれます。瘀血とは，血液の滞りのために起こる諸症状や状態を言います。

■寒湿とは，体質的な冷えと水毒を言います。寒湿が原因の腰痛には，五積散を用います。上半身より下半身の冷え（上熱下冷）を訴える人が適応します。中年女性には五積散が適応することが多いです。

■風湿とは，湿気の多いところで外から冷やされることを言います。風湿が原因の腰痛には，麻杏薏甘湯が著効を示すことがあります。

ちょこっとmemo

心理社会的因子による慢性腰痛と漢方薬

◎ 慢性腰痛は，うつやストレスなどの心理社会的因子が関与していることが多いのですが，その機序について近年，解明されつつあります。

◎ ヒトには，痛み刺激が加わると，脳内にドパミンやμオピオイドが産生され，痛みが抑制されるシステムが備わっています。この痛み抑制機構をドパミンシステムと呼んでいます。

◎ このシステムは，好きな匂いやイメージ，好きな音楽，好きな食べ物などによってプラスに働く反面，抑うつ，不安，ストレスの存在下ではマイナスに働くことがわかってきました[1]。

◎ 慢性に経過する腰痛の中には，NSAIDsがまったく効かず，漢方薬をじっくり続けることで初めて緩和される場合がありますが，漢方薬がこのシステムのどこかに作用しているのかもしれません。

文 献
1） 紺野愼一，他：日整会誌．2010;84(7):446-51.

（関　直樹）

■ 9章：運動器症状のみられる患者さんでどう使う？

28 膝関節痛

良い適応となるのは？

- 関節リウマチ，変形性膝関節症（特に関節水腫を伴う場合），スポーツなどによる膝関節炎および膝関節周囲炎，筋挫傷です。

処方薬はこれ！ 第一選択 ▶ この症状に広いスペクトルを有する**防已黄耆湯**

第一選択薬が効かないときや，その他の特徴的な症候を示している例には？

1. 急性期で，体力があり（腹力があり）／麻黄が使える

▶ 関節局所に発赤，熱感，水腫を認める ➡ **越婢加朮湯**

▶ 炎症所見は軽度だが，関節拘縮や関節周囲筋の痛みを認める ➡ **薏苡仁湯**

▶ 麻黄を使いたいが，体力がなく，消化器系が弱い ➡ **麻黄附子細辛湯**

2. 急性期を過ぎて安静時痛は改善しているが，運動時痛や歩行時痛あり／ 麻黄が使えない（関節局所の所見よりも，体質など全体像から判断する）

青～壮年期は駆瘀血剤や利水剤を単独または組み合わせで使用し，疼痛改善とともに関節可動域を獲得・維持する

【血の異常】

▶ 冷えがあり，むくみを伴う ➡ **当帰芍薬散**

▶ 肩こり，のぼせ，便秘があり，静脈瘤，皮膚毛細血管拡張など血流障害が著明 ➡ **桂枝茯苓丸**

▶ 冷えに伴って発症し，特に夜間や起床時に増悪する ➡ **疎経活血湯**

【水の異常】

▶ 浮腫，発汗過多，口渇，尿量減少の傾向 ➡ **五苓散**

▶ 浮腫はわずかだが，排尿障害，めまい，冷え，新陳代謝の低下を認める ➡ **真武湯**

高齢者なら補腎または冷えの改善を図る

▶ 加齢性変化による疼痛で，高血圧，糖尿病，前立腺肥大などの合併症があり，胃腸は比較的丈夫 ➡ **八味（地黄）丸**

▶ 冷えと疼痛悪化の関連がはっきりしている ➡ **当帰四逆加呉茱萸生姜湯**

3. 慢性化し，関節拘縮や関節周囲筋の萎縮が著明
▶ 関節周囲筋の萎縮を認める ➡ **大防風湯**（だいぼうふうとう）
▶ 全身の体力低下，消化機能低下を伴う ➡ **十全大補湯**（じゅうぜんたいほとう）

4. 胃腸が弱く，麻黄，呉茱萸，地黄で胃腸障害を認める／あらゆる内服薬が使いづらい
▶ 虚証で寒冷刺激による症状悪化を認める ➡ **桂枝加朮附湯**（けいしかじゅつぶとう）
▶ 全身倦怠感，食欲不振，気力の低下が著しい ➡ **補中益気湯**（ほちゅうえっきとう）

処方の前に押さえておこう！

- 漢方医学的な考え方では，青壮年期は瘀血と水毒，高齢者は腎虚がベースになっている場合が多く，同じ「膝関節痛」でも処方を使いわけます。ただし，漢方単独治療適応外の疾患もあるため，画像検査などでの西洋医学的診断は必要です。
- 麻黄剤が使える症例には積極的に適応して除痛を試みますが，副作用には要注意です。ほかにも地黄，呉茱萸，附子，大黄（だいおう）を含む処方は，症例の「証」を十分に考慮します。
- 高齢者では，膝関節局所だけでなく，ほかの荷重関節や脊椎の変形，それに加えて運動器以外の他科疾患を把握することが，適切な処方選択につながります。また，気剤や補剤が非常に有効な場合があり，うまく活用すると高い治療効果が得られます。

1 膝関節痛とは？　なぜ起こる？

- 膝関節痛は，骨性の要素（大腿骨，脛骨，膝蓋骨，関節軟骨）と，その周囲に存在する軟部組織（半月板，滑膜，膝蓋下脂肪織，関節周囲筋群）に発生する損傷や炎症性変化によって引き起こされる症状です。
- スポーツなどで繰り返される過負荷や外傷，加齢性変化など，患者さんの年齢層によって疾患は様々で，前者は炎症が，後者は組織の変性が疼痛の主な原因です。それに加えて，発症から間もない急性期か，数カ月～年単位で経過している慢性期なのか，あるいは季節によっても病態が変化するため，同じ患者さんでも状況に応じた処方を選択する必要があります。

どのような症例にどのような漢方治療を行うのか？

- 漢方薬の治療効果を高めるためには，西洋医学的診断も必要です。ロッキング（膝関節のスムーズな伸展ができない状態）を伴う半月板損傷，関節不安定性を伴う靱帯損傷，

関節軟骨が完全に摩耗した重症の変形性膝関節症，化膿性関節炎などは，漢方単独治療の適応外と考えます。しかし，これらの疾患も従来の整形外科的治療法と漢方治療を併用することで，より良い結果が得られる症例は少なくありません。もちろん，変性疾患だけでなく，外傷の急性期も漢方治療の対象になります。

■ 高齢者では，膝関節の局所所見だけにとらわれてはいけません。近接関節（股関節，足関節）や脊椎の変形なども評価し，膝関節痛の原因になっていると判断すれば，その治療も加味した処方を考えます。また運動器だけでなく，治療中の他科疾患も含めた包括的な病態の把握が必要であり，これらを考慮することによって治療効果を高めるとともに，副作用を避けることができます。

2 漢方医学の考え方は？（表1）

① 急性期の場合

■ 急性期においては，麻黄剤が使えるかどうかが疼痛コントロールの最大の鍵となります。特に局所の疼痛，熱感，腫脹が強いときには麻黄剤を積極的に適応します。

■ まずは症例が虚証か実証かを判断し，実証の症例に対して使用します。ただし日常診療では，実証に見えても疲弊していて麻黄による副作用を認める場合や，虚証に見えても問題なく麻黄が使える場合が散見されます。

■ 迷ったときはまず虚証に多く用いる処方から開始し，十分な効果が得られないときに麻黄剤へ変更するか，麻黄剤の1回服用量または1日服用回数を減らすなどして観察し，症例ごとの至適用量を決定する方法も必要かつ有効です。

■ 一般的に，狭心症，胃・十二指腸潰瘍の既往例では禁忌で，高血圧，前立腺肥大症例では慎重投与とされています。

表1 膝関節痛──漢方医学で着目する点はここだ！

1. 関節局所の所見は
疼痛，発赤，腫脹，熱感が強い：麻黄剤を積極的に使う 麻黄剤が使える症例：胃腸障害が少ない，心疾患の既往がない 　　　　　　　　　　　舌診で厚い白苔がない，腹診で心下痞鞕や心下振水音がない

2. 患者の年齢層は
青〜壮年期：駆瘀血剤や利水剤を活用（必要に応じて併用） 高齢者：補腎剤や附子剤

3. 防已黄耆湯が効かないときに組み合わせるとよい処方群と，処方選択目標とする患者特性
1）麻黄剤との組み合わせ：局所の強い疼痛，炎症性変化，筋緊張，関節拘縮を認める 2）駆瘀血剤との組み合わせ：冷え症，冷えに関連する症状発現・増悪 3）気剤との組み合わせ：ストレスとの関連，訴えに一貫性がない，痛みに固執する訴え 4）補腎剤との組み合わせ：高齢者 5）大黄剤との組み合わせ：便秘，炎症性変化の改善だけでなく，気剤的な効果も期待できる

② 急性期を過ぎてから

■ 急性期を過ぎると病態は複雑になり，処方の選択肢が多くなります。

■ 漢方医学では，関節痛は瘀血と水毒が関連していることが多く，駆瘀血剤や利水剤を活用（必要に応じて併用）し，痛みの改善とともに関節可動域を獲得・維持します。

■ 処方を決定するためには，膝関節のみではなく，浮腫，毛細血管の拡張や怒張，静脈瘤，腹診による臍傍圧痛の有無など，全身的な所見や，悪天候，寒冷刺激，歩行・運動など，疼痛が増悪する日常生活上の特徴も参考にします。

③ 高齢者の場合

■ 高齢者では，腹診で小腹不仁を認めるなど腎虚が関与することが多く，補腎剤や附子剤などを使用します。

■ しかし，既に長期間NSAIDsを服用していることも多く，特に舌診で厚い白苔を認める場合は，地黄や附子を服用できないことがあるため注意が必要です。

■ その場合，最初に六君子湯や補中益気湯などで経過観察し，その後に疼痛コントロールのための処方へ転方したほうが，最終的には良い結果が得られます。

④ 外傷の場合

■ 外傷の主病態は瘀血です。特に受傷部位に血腫を伴うときは漢方薬が良い適応で，桂枝茯苓丸を使用します。便秘傾向があり大黄が使えるときには，治打撲一方を選択します。ただし，後者は血流改善作用が非常に強く，頭部外傷を合併する症例の急性期は注意が必要です。

■ 漢方医学では外傷においても便秘を重要視します。大黄には瀉下作用のみでなく，抗炎症作用，血流改善作用，抗不安作用などがあり，疼痛性疾患の治療に有用であることは病態生理学的にも矛盾しません。

⑤ 気剤の併用について

■ いろいろ処方を変えても治療効果が出ないときは，気剤を使ってみるのも有効です。

■ 性格的に神経質で，疼痛を訴えることにこだわる，治療経過をメモして見せる症例には半夏厚朴湯を，易怒，性急，不眠を訴え，日常生活上のストレスが強い症例，待ち時間が長くなると怒鳴る症例には抑肝散を，診察ごとに疼痛部位が変わり，話がかみ合わない症例には加味逍遙散を併用（NSAIDsなど，漢方薬以外でもよい）すると，時に劇的な効果が得られることがあります。

ちょこっとmemo

漢方薬併用のコツ

- 漢方薬同士の併用によって，煎じ薬にはあるけれどもエキス剤にない処方構成に近づけて使用することもあります（表2）。それによって，各処方の薬理作用をベースとした相乗効果を期待したり，慢性疾患に急性疾患を合併した場合に対応することが可能となります。

表2　漢方薬同士の併用

越婢加朮附湯	越婢加朮湯＋ブシ末	越婢加朮湯の使用目標がありながら，血流障害や冷えが強い
桂枝二越婢一湯	桂枝湯＋越婢加朮湯（前者2に対し後者を1の割合で混合）	越婢加朮湯の使用目標がありながら脈微弱で，やや胃腸の弱い傾向があるもの
桂姜棗草黄辛附湯	桂枝湯＋麻黄附子細辛湯	気分（心身症的症状）に対する処方（本来は桂枝湯去芍薬加麻黄附子細辛湯であるため芍薬が入らない）
芍薬甘草附子湯	芍薬甘草湯＋ブシ末	芍薬甘草湯の証に冷えを伴うもの
補中治湿湯	補中益気湯＋五苓散	虚腫（皮膚を押しても戻るのに時間がかかるような浮腫）

（八代　忍）

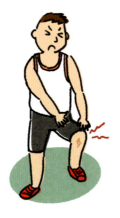
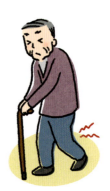

■9章：運動器症状のみられる患者さんでどう使う？

29 肩の痛み──肩関節痛

良い適応となるのは？

- 肩関節周囲炎（いわゆる五十肩），変形性肩関節症などの肩関節疾患や，頸椎症性神経根症に伴う肩から腕にかけてのしびれや痛みに有効です。

処方薬はこれ！ 　第一選択 ▶ 二朮湯（にじゅつとう）

第一選択薬が効かないときや，その他の特徴的な症候を示している例には？

夜間痛（夜間に腕を圧迫したり動かさないことによる末梢循環障害，すなわち瘀血が関係するもの）
- ▶ 皮膚の乾燥／浅黒い皮膚 ➡ 疎経活血湯（そけいかっけつとう）（二朮湯と合方することあり）
- ▶ 更年期女性／小腹鞭満 ➡ 桂枝茯苓丸加薏苡仁（けいしぶくりょうがんかよくいにん）（五積散（ごしゃくさん）や葛根加朮附湯（かっこんかじゅつぶとう）とよく合方する）

冷えると痛む
- ▶ 胃腸は丈夫／臍の直上に圧痛がある（大塚臍痛点）／項がこる ➡ 葛根湯（かっこんとう）・葛根加朮附湯（かっこんかじゅつぶとう）（麻黄（まおう）の副作用に注意）
- ▶ 胃腸虚弱 ➡ 桂枝加（苓）朮附湯（けいしか（りょう）じゅつぶとう）
- ▶ むくみやすい ➡ 二朮湯（にじゅつとう）に附子（ぶし）3～6g／日を加える
- ▶ 下半身は冷えて上半身はのぼせる ➡ 五積散（ごしゃくさん）

天気が悪いと重だるい痛みがある
- ▶ 汗かき／水太り ➡ 防已黄耆湯（ぼういおうぎとう）（二朮湯に似る。両剤を合方してもよい）
- ▶ 肩こりや筋肉痛／皮膚の乾燥／浮腫 ➡ 薏苡仁湯（よくいにんとう）（麻黄の副作用に注意）

局所熱感がある場合
- ▶ 口渇／自汗あり ➡ 越婢加朮湯（えっぴかじゅつとう）（麻黄の副作用に注意）

外傷後の痛み

▶ 外傷の時期を問わず／右＞左臍傍圧痛 ➡ **治打撲一方**（外傷後経過したものは附子1.5〜3g／日を加える）

▶ 肩こり／更年期女性／小腹鞭満 ➡ **桂枝茯苓丸加薏苡仁**（治打撲一方で下痢をする場合）

ストレスの関与が強いもの（夜間痛や外傷後の痛みに対する方剤との合方が多い）

▶ 早口で話がとりとめない／舌先が赤い／便秘傾向 ➡ **加味逍遙散**

▶ まじめ／手足に汗と冷え／下痢しやすい ➡ **四逆散**

▶ 肩甲骨周囲の痛み／怒りの感情を抑えている ➡ **抑肝散**

▶ 体格が良い／胸脇苦満／便秘傾向 ➡ **大柴胡湯**（便秘がないものは**大柴胡湯去大黄**）

筋肉がやせて力が弱いもの

▶ 皮膚の乾燥／気力がない ➡ **十味剉散**＊

＊当帰・川芎・芍薬・地黄・白朮・桂枝・防風・黄耆・茯苓・附子からなる。医療用漢方製剤にはない

（エキス剤では**大防風湯**7.0g＋**茯苓飲**5.0g＋**四物湯**2.5〜5.0gで代用）

処方の前に押さえておこう！

- 急性期の強い痛みは，まず関節注射・ブロック・鍼治療で速やかに取ることが予後を良くします。この場合，漢方の役割は補助的です。

- 慢性期は漢方が主役で，注射などは脇役となります。

1 肩痛とは？ なぜ起こる？

■ 肩痛で最も多いのは，いわゆる五十肩ですが，頸椎由来（C5神経根症）でも肩周囲の放散痛が生じます。

■ 安静時痛の場合は，内臓疾患も念頭に置きます。帯状疱疹も時に見かけます。脱衣させてチェックすることが重要です。

■ 肩関節疾患では，変形性肩関節症・関節リウマチ・石灰沈着性腱板炎・腱板断裂などの鑑別を要し，西洋医学的治療を優先する場合があります。

2 漢方医学の考え方は？

- 五十肩では，加齢に伴って筋腱の変性（腎虚）と筋肉への栄養不足（血虚）が起こり，これに①過労による損傷，②ストレスによる「瘀血」，③冬の寒気や冷房・冷飲食過多・胃腸虚弱による「風寒と水湿」が加わって，痛みを生じると考えられます。

- 風寒とは，外邪（体外から襲ってくる6つの病因：風・寒・暑・湿・燥・火のこと）のうちの"風"と"寒"が結合して体表を侵すもので，初期の風邪症状のように"さむけ・身体痛・頭痛"などを生じます。

- また，水湿とは体内の余分な水分のことで，"むくみ・関節水腫・重だるい痛み"といった「水湿の停滞」＝「水毒」の症状を引き起こします。

- 日本人は多湿の風土と食生活から「水湿」のタイプが多く，まず二朮湯が幅広く使えます。

- 冷えで悪化するものには，「水湿」に加えて「風寒」を同時に取り除く，葛根加朮附湯または桂枝加朮附湯を用います。

- 「水湿」に加えて，舌が暗紫・小腹鞕満➡など「瘀血」の徴候が明らかであれば，桂枝茯苓丸加薏苡仁といった駆瘀血剤を用います。

> ➡ **「小腹鞕満」**："小腹"とは下腹部を指します。この部分が張っていて押さえると弾力性のある抵抗や圧痛がある場合，桂枝茯苓丸加薏苡仁など体力中等度以上の者に用いる駆瘀血剤（瘀血を取り除く薬）の使用目標となります。

- 成果主義の現代社会は，働き盛りの中高年のストレス過剰を生み，痛みの長期化がさらにストレスを増幅します。こういった「肝鬱」（「肝」は感情とともに筋トーヌスをコントロールしているため，「肝気の鬱滞」により円滑な関節運動が障害され，筋痛を生じる）には，柴胡剤を併用して気血の巡りをよくすると同時に，心のケアにも配慮します。

- 病態に応じた合方の例を，**表1**に示しました。

表1　肩痛の病態に応じた合方例

1. 寒湿＋瘀血	①葛根加朮附湯＋桂枝茯苓丸加薏苡仁 ②桂枝加（苓）朮附湯＋疎経活血湯 ③五積散＋桂枝茯苓丸加薏苡仁
2. 湿＋瘀血	①二朮湯＋疎経活血湯 or 桂枝茯苓丸加薏苡仁 ②薏苡仁湯＋桂枝茯苓丸
3. 湿が強い	二朮湯＋防已黄耆湯
4. 湿＋熱	二朮湯＋越婢加朮湯
5. 肝鬱＋瘀血	①四逆散＋疎経活血湯 ②加味逍遙散＋桂枝茯苓丸加薏苡仁
6. 肝鬱＋寒湿	①四逆散＋葛根加朮附湯 ②加味逍遙散＋桂枝加（苓）朮附湯

> **ちょこっとmemo**

五十肩の簡単・即効の改善方法はこれだ！

● 実は，五十肩の腕の挙上制限や痛みを改善する簡単で即効的な方法があります。以下のつぼに円皮鍼➡を置鍼するとよいでしょう（図1）。

① 董氏奇穴の腎関→健側の膝関節内側下方にある足脾経「陰陵泉」付近の圧痛点
② YNSA（山元式新頭鍼療法）の基本C点→額の生え際の角の圧痛点
③ 手大腸経の巨骨→肩鎖関節の後方のくぼみ

➡ 「円皮鍼」：画鋲の形をした皮膚に貼るタイプの置き鍼。鍼の長さは1mm前後で貼ったときの痛みがほとんどなく，簡単で安全なので通常の毫鍼（長い鍼）より初心者は使いやすいと思います。

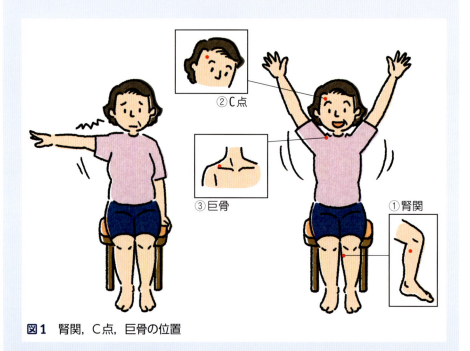

図1 腎関，C点，巨骨の位置

寝返りが困難な夜間痛に柴胡剤

● 寝返りにより肩痛が悪化し，夜間覚醒を繰り返す患者さんは多いと思います。こんなとき，柴胡剤を使用すると著効する場合があります。①口苦・咽乾・めまい，②往来寒熱，③胸脇苦満，④心煩喜嘔，⑤休作有時（決まった時間に発作が起こり，決まった時間に発作が止む現象）が『傷寒論』に述べられている少陽病であり，小柴胡湯の五大定証です。

● 「休作有時」は雑病にも応用でき，これまで月経前症候群，周期性精神病，蕁麻疹などに対する小柴胡湯の治験例があります。これらは一定の時刻や時期にのみ症状

が顕在化し，その時刻を過ぎるとケロッと症状が消失してしまいます。整形外科で多く扱う運動器疼痛疾患についても，連日繰り返す五十肩や腰下肢の夜間痛発作，明け方の有痛性筋痙攣（こむら返り）などに小柴胡湯類はきわめて有効です。

● 筆者は「下肢有痛性筋痙攣に対する柴胡桂枝湯の効果」と題して，23例における連日の明け方のこむら返りに対する効果を検討し，有効例以上で92％と報告しています[1]。五十肩の夜間痛には，疎経活血湯＋小柴胡湯や柴胡加竜骨牡蛎湯（就寝時1回）を，また胃食道逆流症を伴い胃に結実した邪実を下す必要のある肩痛には大柴胡湯をよく用いています。

文 献

1) 東儀 洋, 他：漢方の臨. 2016；63(2)：231-43.

（東儀　洋）

■9章：運動器症状のみられる患者さんでどう使う？

30 肩こり

良い適応となるのは？

● 一般的な肩こりや首こりから頸肩腕症候群まで，漢方は幅広く適応できます。

処方薬はこれ！

第一選択

▶ 首の後ろから背にかけてのこり ➡ **葛根湯**（かっこんとう）
▶ 頭重やめまい，結膜充血を伴う ➡ **釣藤散**（ちょうとうさん）
▶ 末梢循環障害，月経障害，のぼせ ➡ **桂枝茯苓丸**（けいしぶくりょうがん）

第一選択薬が効かないときや，その他の特徴的な症候を示している例には？

側頸部から肩にかけてのこり

▶ 季肋部の抵抗・苦満感／体力あり／筋肉質／便秘 ➡ **大柴胡湯**（だいさいことう）
▶ 季肋部の抵抗・苦満感／精神的症状／動悸／不眠 ➡ **柴胡加竜骨牡蛎湯**＊（さいこかりゅうこつぼれいとう）
＊メーカーにより大黄を含む製剤，含まない製剤があり，便通の状態によって使いわける

▶ 季肋部の抵抗・苦満感／精神的症状／腹直筋緊張 ➡ **四逆散**（しぎゃくさん）
▶ 季肋部の抵抗・苦満感／体力中等度 ➡ **小柴胡湯**（しょうさいことう）

循環障害（瘀血）

▶ ほてり／多愁訴／感情不安定／便秘 ➡ **加味逍遙散**（かみしょうようさん）
▶ のぼせ／めまい／高血圧／顔色不良 ➡ **七物降下湯**（しちもつこうかとう）
▶ 手のしびれや痛み／四肢の冷え／頭痛 ➡ **当帰四逆加呉茱萸生姜湯**（とうきしぎゃくかごしゅゆしょうきょうとう）
▶ 冷え／むくみ／月経障害／倦怠感 ➡ **当帰芍薬散**（とうきしゃくやくさん）

▶ 肩関節痛／上腕痛 ➡ **二朮湯**（にじゅつとう）
▶ 多怒／不眠／腹直筋緊張 ➡ **抑肝散加陳皮半夏**（よくかんさんかちんぴはんげ）
▶ 咳嗽／胃腸虚弱 ➡ **参蘇飲**（じんそいん）
▶ 体力弱い／自汗／痛み／しびれ ➡ **桂枝加朮附湯**（けいしかじゅつぶとう）

134

> **処方の前に押さえておこう！**
> - 長時間のスマートフォン操作やパソコン作業での悪い姿勢，椅子と机のアンバランスなどが背景にある場合も多いので，改善を勧めます．悪い姿勢が習慣になってしまっている人には，鍼灸やマッサージ，整体などが有効なこともあります．
> - 運動不足かどうか，入浴はシャワーだけなのかどうか，仕事中に休息やストレッチを取り入れているか，ショルダーバッグを肩にかけるとき（いつも右肩にかけるなど）のくせ，マウスとテンキーで右手に多く負担のかかるパソコン作業などの習慣も改善ポイントです．
> - 心的緊張で頸肩背がこり固まっている例では，心療内科的なアプローチが有効な場合もあります．

1 肩こりとは？ なぜ起こる？

- 同じ姿勢を続けることで，頸部から背部，肩にかけての筋肉の疲労が起こると考えられています．生活環境や仕事環境を改善することで，大幅な改善が得られることがあります．
- 高血圧，眼疾患，頸部椎間板ヘルニア，関節リウマチ，後縦靱帯骨化症，悪性腫瘍などでも起こることがあるため，これら疾患の除外が必要です．

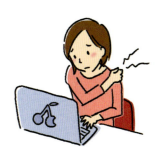

2 漢方医学の考え方は？（表1）

- 頸の後ろから背部にかけてのこりには，主に葛根湯や葛根加朮附湯が用いられます．
- 側頸部から肩にかけてのこりには主に，四逆散，柴胡加竜骨牡蛎湯，大柴胡湯，小柴胡湯などの柴胡剤が用いられます．
- 瘀血状態を改善する桂枝茯苓丸，当帰芍薬散，当帰四逆加呉茱萸生姜湯などの方剤を，柴胡剤と併用することもよくあります．

表1 肩こり──漢方医学で着目する点はここだ！

1. 他部位の症状があるか？	肩関節の痛み，頸部の痛み，腕の痛みやしびれ
2. 温めると楽になるか？ 低気圧や湿気で悪化するか？ ストレスで悪化するかどうか？	
3. 全身症状は？	疲労・倦怠感，のぼせ，冷え，めまい，頭重，自汗，咳，胃腸虚弱，口渇，むくみ，動悸，便秘，しびれ，不眠
4. 身体所見・腹部所見はどうか？	●体格：やせ，肥満，筋肉質かどうか ●顔色：紅潮，青白い ●腹部の強弱 ●季肋部の抵抗あるいは按圧による苦満感（胸脇苦満） ●大動脈の拍動亢進（腹部動悸）

① 陰陽・虚実の鑑別

■ 肩に急激な負荷がかかった場合などで冷やすと楽になるような例では, 大柴胡湯, 小柴胡湯加桔梗石膏などの冷やす漢方も考えられます。

■ 実際の外来では, 入浴などで温めると楽になる慢性的な肩こりが多く, 漢方薬では当帰四逆加呉茱萸生姜湯, 疎経活血湯, 桂枝加(苓)朮附湯, 葛根加朮附湯などの温める漢方薬が有用です。

■ 柴胡剤の使用を考えるときは, 虚実の鑑別も重要になります。大柴胡湯→柴胡加竜骨牡蛎湯→四逆散→小柴胡湯の順に, 実→虚実中間となります。虚証の患者さんに実証の漢方薬を使用すると, 冷えや倦怠感などが出ることがあります。

■ 陰陽虚実がはっきりしない例では, 陰陽虚実にとらわれずに, それぞれの漢方薬の使用目標(めまい, 高血圧, 多怒, 肩関節痛など)に従って使用すると, うまくいく例も多いようです。

② 気血水の鑑別

■ 心的緊張やストレスの要素が大きい例は, 気がうっ滞した気鬱の状態と考え, 加味逍遙散, 抑肝散, 抑肝散加陳皮半夏, 柴胡加竜骨牡蛎湯, 四逆散, 香蘇散などを使用します。

■ 入浴などで温めると改善する, 動かしていると改善する, 臍傍の圧痛がある例は, 血の巡りが悪い瘀血の状態と考え, 桂枝茯苓丸, 当帰芍薬散, 当帰四逆加呉茱萸生姜湯, 加味逍遙散, 芎帰調血飲, 疎経活血湯などを使用します。

■ 低気圧や湿気で頭重や関節痛とともに肩こりが悪化する例では, 水が滞った水毒の状態と考え, 二朮湯, 桂枝加(苓)朮附湯, 葛根加朮附湯などを使用します。

■ 実際に漢方薬を選択していく際には, 陰陽虚実や気血水, 自覚症状の組み合わせ, 腹部所見などを参考にして, 総合的に判断して処方を決定していきます。

ちょこっとmemo

クズの根に含まれる成分

● 葛根湯や葛根加朮附湯, 参蘇飲などに含まれる葛根(クズの根)は, 昔から項背部のこりに使用されてきました。

● 葛餅, 葛湯にもなる葛根の主成分はデンプンですが, 筋肉のこりをほぐす作用のあるダイゼインも含まれています。ダイゼインの抗酸化作用やエストロゲン様作用も注目されてきています。

(萬谷直樹)

■9章：運動器症状のみられる患者さんでどう使う？

31 しびれ

良い適応となるのは？

●いわゆる神経痛に対して良い適応ですが，現代医療で対応が困難なしびれにも適応できます。

処方薬はこれ！ 第一選択

▶ 坐骨神経痛による下肢の痛み，しびれ ➡ 疎経活血湯（そけいかっけつとう）

▶ 加齢に伴う下肢のしびれ，筋力低下 ➡ 八味（地黄）丸（はちみ じおう がん），牛車腎気丸（ごしゃじんきがん）

▶ 上肢のしびれ／胃腸虚弱者／発汗傾向 ➡ 桂枝加（苓）朮附湯（けいしか りょう じゅつぶとう）

第一選択薬が効かないときや，その他の特徴的な症候を示している例には？

▶ しもやけ等の末梢循環不全によるしびれ ➡ 当帰四逆加呉茱萸生 姜湯（とうき しぎゃくか ごしゅゆ しょうきょうとう）

▶ 臍傍圧痛／経過の長いもの ➡ 桂枝茯苓丸（けいし ぶくりょうがん）

▶ 地黄で胃もたれするもの，めまい，下痢，冷え症 ➡ 真武湯（しんぶとう）

▶ しびれや痛みでイライラや不安感が強いもの ➡ 抑肝散（よくかんさん）

▶ 多愁訴で症状が変遷するもの ➡ 加味逍遙散（か み しょうようさん）

▶ 皮膚がむずむずして蟻走感を訴えるもの ➡ 桂枝加黄耆湯（けいし かおうぎとう）

▶ 顔面の痛み（三叉神経痛）➡ 五苓散（ごれいさん）

処方の前に押さえておこう！

●器質的疾患を除外し，現代医学で診断できるものはきちんと診断しておきましょう。

●たとえば，手根管症候群，肘部管症候群などの絞扼性末梢神経障害は，その神経支配に従った典型的な感覚障害を訴えます。

●運動麻痺では，感覚障害を伴わず一側上肢の脱力で始まる筋萎縮性側索硬化症の可能性があります。

●また，片側下肢の麻痺では一般的に腰椎病変が考えられますが，胸髄病変のブラウン・セカール症候群の鑑別も重要です。

1 しびれとは？ なぜ起こる？

■ しびれは，一般的には正座の後によく経験するジンジン，ビリビリといった感覚障害を指すことが多いのですが，患者さんの中には運動麻痺を"しびれ"と表現する人もいるため注意が必要です。

■ しびれは大脳半球を起点とした中枢神経系から，四肢の末梢神経，筋肉や皮膚に至るまで，いずれの部位での障害によっても発生することは言うまでもありません。

■ 感覚脱失や運動麻痺は神経が寸断されることにより生じますが，「なぜジンジン，ビリビリするのか？」というしびれの起こるメカニズムについては，実際のところ解明されていません。

■ しびれは基本的に難治です。しかし，抗不安薬の投与によりしびれの訴えが軽減する場合があることから，精神的な要素がしびれを悪化させている可能性も考えられます。

2 漢方医学の考え方は？

■ 気血水で考えると，気の巡りの悪い気鬱，血の不足である血虚，血の巡りの悪い瘀血，浮腫による水毒など様々な要因が考えられます。また，冷えとの関連も重視します。臓腑では，特に下半身のしびれは，腎虚ととらえて治療することもあります。

■ 気鬱には柴胡など，血虚には当帰，川芎，地黄など，瘀血には桃仁，牡丹皮など，水毒には茯苓，朮，沢瀉，黄耆などの配合された処方を用います。冷えが強い場合には，附子の配合された処方を用います。腎虚に対しては，八味 (地黄) 丸，牛車腎気丸が用いられます[1, 2]。

■ 病態を表す言葉として，次のようなものがあります。

> ● 感覚麻痺：「血痺」と言い表されます。
>   外邪が身体に入り血の巡りが悪くなり，感覚障害を起こすものと考えられます。
> ● 運動麻痺：「麻木」と言い表されます。
>   木のように動かなくなった様を表していると思われます。

腹証による処方の鑑別

■ **胸脇苦満**：季肋部の圧痛を訴えるものには，構成生薬に柴胡を含む方剤を選択します。

■ **臍傍圧痛**：臍周囲の圧痛を訴えるものは，瘀血と考えて駆瘀血剤 (桂枝茯苓丸や当帰芍薬散など) を選択します。ほかには舌下静脈の怒張や皮膚毛細血管の拡張も，瘀血の徴候としてとらえます。

■ **臍下不仁・臍下正中芯**：腎虚の徴候とします。ほかに夜間頻尿，腰痛・下肢痛などの訴えがあります。

ちょこっとmemo

牛車腎気丸（附子）や抑肝散の鎮痛機序

● 牛車腎気丸に含まれている附子の鎮痛機序として，中枢機序と末梢機序が知られています。中枢機序として，内因性オピオイドを介して上行性，下行性の抑制作用の不活化，脊髄後角におけるグリア細胞の活性化抑制による痛みやしびれの緩和作用が知られています。末梢機序として，NO産生抑制作用，transient receptor potentialチャネル活性化抑制作用などにより，血流や冷えの改善を介しての鎮痛，しびれの緩和作用が知られています[3]。

● また，抑肝散にはグルタミン酸放出抑制作用や乳癌に対してパクリタキセルで治療した場合にみられる末梢神経障害やセロトニン1A受容体のパーシャルアゴニスト作用で脊髄下行性疼痛抑制系を賦活することが報告されており，これらが神経細胞の興奮を抑制すると考えられています[4]。

文 献

1) 佐藤 弘：漢方治療ハンドブック．南江堂，1999.
2) 日本東洋医学会学術教育委員会，編：専門医のための漢方医学テキスト．南江堂，2010.
3) 大岩彩乃，他：痛みと漢方．2017；27：105-9.
4) 堀口 淳：漢方医学．2013；37（3）：138-47.

（石渡雅男）

■ 9章：運動器症状のみられる患者さんでどう使う？

32 筋痙攣・筋肉痛

良い適応となるのは？

- 筋痙攣全般，中でも腓腹筋痙攣（こむら返り）は良い適応です。筋肉痛全般，特に筋肉疲労など，原疾患の明らかでないものは漢方治療の良い適応です。

処方薬はこれ！

第一選択
- ▶ 急性期にはまず **芍薬甘草湯**（しゃくやくかんぞうとう）
- ▶ 冷えが顕著なものでは **芍薬甘草附子湯**（しゃくやくかんぞうぶしとう）
- ▶ 筋痙攣を繰り返すような症例，筋肉痛が慢性化したような症例では **麻杏薏甘湯**（まきょうよくかんとう）

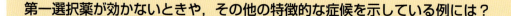

第一選択薬が効かないときや，その他の特徴的な症候を示している例には？

体力なし／腹力弱い
- ▶ 汗かき／むくみ／水太り ➡ **防已黄耆湯**（ぼういおうぎとう）
- ▶ 冷え／寒さで悪化／湿気で悪化 ➡ **桂枝加（苓）朮附湯**（けいしかりょうじゅつぶとう）
- ▶ 胃腸が弱い／上半身がほてり，下半身が冷える（上熱下冷）➡ **五積散**（ごしゃくさん）
- ▶ 冷え／血行障害（瘀血）／腹直筋の緊張 ➡ **当帰四逆加呉茱萸生姜湯**（とうきしぎゃくかごしゅゆしょうきょうとう）
- ▶ 倦怠感／筋萎縮／顔色不良／冷え／貧血 ➡ **大防風湯**（だいぼうふうとう）

体力中等度ないしそれ以上
- ▶ 局所の腫脹や熱感／皮膚の枯燥 ➡ **薏苡仁湯**（よくいにんとう）
- ▶ 血行障害（瘀血）／夜間に悪化 ➡ **疎経活血湯**（そけいかっけつとう）
- ▶ 局所の腫脹や熱感／暑がり／汗かき／口渇／むくみ ➡ **越婢加朮湯**（えっぴかじゅつとう）

- ▶ 感冒やインフルエンザ／発熱／頭痛 ➡ **麻黄湯**（まおうとう）
- ▶ 高齢者／下半身の脱力／夜間尿／小腹不仁 ➡ **牛車腎気丸**（ごしゃじんきがん）
- ▶ 神経過敏／イライラ／腹直筋の緊張／腹部大動脈の拍動亢進 ➡ **抑肝散**（よくかんさん）

> **処方の前に押さえておこう！**
> - 筋痙攣・筋肉痛では，まず，症状発現時の急性期の治療があり，即効性のある処方が用いられます。
> - 症状が一過性でない場合，筋痙攣を繰り返すような症例，筋肉痛が慢性化したような症例では，筋痙攣の予防や筋肉痛の緩和を目標に治療を行います。
> - そのような場合でも，症状発現時や増悪時には，急性期に有効な処方を併用することも行われます。

1 筋痙攣・筋肉痛とは？ なぜ起こる？

- 筋痙攣は，突然起こる，短時間の痛みを伴う筋肉の収縮です。電解質異常などの基礎疾患が原因となる場合もありますが，筋肉疲労や脱水などからも起こります。
- 腓腹筋や足趾に起こりやすく，腓腹筋痙攣，いわゆるこむら返りは，激しい運動後など，筋肉の使いすぎからよく起こります。就寝中に起こる頻度も高く，特に，就寝時に高齢者を悩ませる症状のひとつです。
- 筋肉痛は，単に筋肉の使いすぎやストレス，過緊張などによるものと，感冒やインフルエンザなどの感染症，多発性筋炎などの膠原病，筋ジストロフィー，リウマチ性多発筋痛症，線維筋痛症など，種々の基礎疾患に伴うものがあります。原因にもよりますが，慢性化することも少なくありません。

2 漢方医学の考え方は？（表1）

- 筋緊張の緩和，血行動態の改善（駆瘀血剤），浮腫の軽減（利水剤）などにより，局所の状態を改善することで，症状の軽減を促します。処方選択においては，局所の所見も含めて，気血水のバランスの乱れを判断します。
- 症状の発現や増悪に関連する因子の把握が重要であり，それに対する処方を考慮することで，症状の発現，悪化を防ぎます。冷えや湿気，加齢，ストレスや疲労などが考慮されます。
- たとえば，冷えや湿気で悪化するケースなどでは，漢方薬の温熱作用，利水作用などにより，症状の悪化を軽減させます。老化によるもの，心身症的傾向のものなどでは，五臓の腎や肝の病態を考慮し，虚証では，体力や気力を補い，闘病力を高めることも必要です。

表1　筋痙攣・筋肉痛──漢方医学で着目する点はここだ！

1. 局所の状態はどうか？	筋緊張，筋萎縮，熱感，腫脹，冷感など
2. 症状の発現や増悪に関連する因子は？	寒冷，湿気，加齢，ストレス，疲労など
3. 他の症状はどうか？	倦怠感，胃腸の虚弱，便秘，下痢，冷え，のぼせ，口渇，むくみ，発汗の有無，頻尿，夜間尿，イライラ，神経過敏，体力の有無
4. 身体所見・腹部所見はどうか？	● 体格：やせ，肥満（かた太り，水太り） ● 腹力の強弱 ● 皮膚所見（皮膚粘膜のうっ血，紫斑，静脈怒張，皮膚の枯燥，浮腫など） ● 舌所見（辺縁の歯痕，舌下静脈怒張など☞ **10頁**，**表6**） ● 腹直筋緊張 ● 大動脈の拍動亢進（腹部動悸） ● 小腹不仁（下腹部の筋緊張低下） ● 下腹部の抵抗と圧痛（瘀血の圧痛点） ● 上腹部をたたくと水音を聴取（心下振水音）

① 虚実や寒熱などからの鑑別

■ 体力や腹力の強弱などから虚実を判断します。虚証では，冷えが強い，寒冷や疲労で悪化しやすいなどの傾向があり，実証では，局所の腫脹や熱感が目立つ傾向があります。

■ 冷えがあり，寒冷で悪化しやすく，温めると症状が改善する場合は，温める処方（温熱剤）を用います。逆に，局所の炎症や熱感が強い場合，温まると悪化するようなケースでは，冷ます処方（清熱剤）を考慮します。

■ 筋緊張やこわばりの強い場合は，筋緊張をゆるめる処方を用います。特に，筋痙攣発症時や急性の筋肉痛では，まず，筋緊張の緩和を図ります。芍薬甘草湯（**表2**）の適応ですが，冷えの強い場合は芍薬甘草附子湯（**表3**）とします。

■ 感冒やインフルエンザなどの感染症に伴うものでは，麻黄湯などが奏効します。

表2　芍薬甘草湯について

● 即効性があり，頓服的な服用が大変効果的
● 腹痛にも効果が高く，胆石や尿路結石，月経痛などに幅広く使用され，急性腰痛などにも有用である
● 予防的な効果にも優れ，こむら返りの予防に，就寝前や長距離走の前などに服用して役立つ
● 甘草の含有量が多く，浮腫，血圧上昇，低カリウム血症，偽アルドステロン症などを起こす可能性があるため，通常では頓服的な使用法が中心であり，長期投与は避ける
● 1日3包服用する場合は急性期の短期間とし，継続する場合でも就寝前の1日1回投与などとする
● 甘草は甘味料にも使用されていて，知らずにとりすぎてしまうこともある
● 利尿薬など（低カリウム血症をきたしやすい薬剤）との併用には十分な注意が必要

表3 附子について

- 温熱作用，鎮痛作用，新陳代謝賦活作用，利水作用などに優れ，冷えや疼痛性疾患に広く使用される
- 特に冷えにより増悪しやすいものに適する
- トリカブトの根であり毒性が強いため，熱を加えるなどの処置をしてから使用する
- 加工の仕方により種々の附子末があり，ほかの漢方処方に適宜加えて使用する
- 附子末の併用で，温熱作用や鎮痛作用を加味あるいは増強することが可能である
- 舌のしびれ，心悸亢進，のぼせ，悪心などの中毒症状が起こることもあり，少量から使用を開始し，徐々に増量する
- 体力のある人（実証）や暑がりの人（熱証）には不向き

②気血水や五臓などからの鑑別

- むくみや局所の腫脹，湿気で症状が悪化しやすい場合などは，水の異常としてとらえ，水分のバランスを改善する利水剤を用います。
- 皮膚粘膜のうっ血，紫斑，静脈怒張などがあり，血行障害や血液の滞りが示唆されるような場合は，血の病態を考慮し，血行動態を改善する駆瘀血剤を用います。
- 水毒や瘀血は，舌や腹部の所見などからも判断され，舌辺縁の歯痕，心下振水音などからは水毒，舌下静脈の怒張，下腹部の抵抗・圧痛などからは瘀血が示唆されます。
- イライラ，神経過敏などがある場合や心身症的傾向の強いものでは，肝の病態を考慮し，その高ぶりを抑える抑肝散などが用いられます。
- 高齢に伴う症状と考えられるケースや下半身の脱力，頻尿や夜間尿，小腹不仁，陰萎などがあるものでは，腎の病態（腎虚）を考慮し，補腎剤である牛車腎気丸などが用いられます。

ちょこっとmemo

日常で重宝する漢方薬

- 漢方薬の利点として，自ら服用して効果を実感できることに加え，日常的にも大変重宝するという点があります。また，家族などの身近な人に試してみることも可能で，これも大変役に立ちます。
- 芍薬甘草湯はそうした漢方処方のひとつでもあり，日常での筋肉痛，腰痛，腹痛などに幅広く活用できます。スポーツや肉体労働時に持参して，筋肉疲労からの痛みや痙攣を予防することが可能です。
- ほかにも日常的に役立つ漢方処方は少なくありませんから，ぜひ，自分や身近な人から積極的に試し，漢方薬の効果を実感して下さい。

漢方薬のエビデンス

● 近年，漢方薬のエビデンスの集積が進んでいますが，芍薬甘草湯の筋痙攣，筋肉痛に関するエビデンスは少なくありません。ランダム化比較試験なども行われていて，糖尿病患者や肝硬変患者における筋痙攣（こむら返り）に対する有用性，急性腰痛に対する有効性，抗癌剤の副作用のひとつである筋肉痛の軽減などが示されています。

● 芍薬甘草湯は腹痛にも有効ですが，内視鏡検査の前処置として使用することで，検査時の苦痛の軽減が可能であることが報告されています。

● また，日本神経治療学会のガイドラインには，線維筋痛症に対する漢方薬の記載があります。こちらは，まだエビデンスはほとんどありませんが，有効と思われる処方は多いとされていて，疎経活血湯，牛車腎気丸，芍薬甘草湯，抑肝散なども挙げられています。

（磯部秀之）

33 手足のほてり

良い適応となるのは？

- 西洋医学的な検査で明らかな異常（血圧，心疾患，内分泌障害など）のない場合の手足のほてりに，良い適応となります。

処方薬はこれ！

第一選択

▶ 中高年で，腰痛や足腰の倦怠感の症状を認める手足のほてり（特に，夜布団から足を出して寝たくなるほどの足裏のほてり）➡ **八味（地黄）丸**

▶ 中年女性の更年期障害に伴う手足のほてり（ホットフラッシュなどの上半身中心ののぼせを伴う場合）➡ **加味逍遙散**

▶ 虚弱児で，疲れやすく，腹痛や便通異常を伴う場合 ➡ **小建中湯**

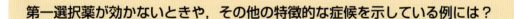

第一選択薬が効かないときや，その他の特徴的な症候を示している例には？

体力が比較的充実している人

▶ 手足だけでなく，赤ら顔など顔や身体全体がほてる場合 ➡ **黄連解毒湯**

▶ 手足だけでなく，身体全体のほてりとともに口渇や多尿を認める場合 ➡ **白虎加人参湯**

体力が中等度以上の人

▶ 自覚的な熱感があり，他覚的にも発赤や熱感を伴う場合 ➡ **三物黄芩湯**

八味（地黄）丸と同様の症状あり

▶ 腰痛や下肢痛，しびれなどの症状が強い場合 ➡ **牛車腎気丸**

▶ 冷えがない場合 ➡ **六味丸**

体力が中等度の人

▶ 季肋部の抵抗・苦満感あり／口の苦味・粘り ➡ **小柴胡湯**

体力が中等度低下した冷え症の人
▶ 手掌のほてりや口唇乾燥を伴い，月経困難や月経不順など月経異常がある場合 ➡ **温経湯**（うんけいとう）

体力が比較的低下した人
▶ 全身や手足の倦怠感，食後嗜眠などがある場合 ➡ **補中益気湯**（ほちゅうえっきとう）
▶ 暑気あたりによって手足のほてり，倦怠感などを訴える場合 ➡ **清暑益気湯**（せいしょえっきとう）

胃腸虚弱で体力の低下した人
▶ 倦怠感のほか頻尿などの泌尿器関連症状を伴うとき ➡ **清心蓮子飲**（せいしんれんしいん）

小建中湯と同様の症状や体質あり
▶ 寝汗などを伴い，いっそう虚弱な場合 ➡ **黄耆建中湯**（おうぎけんちゅうとう）

処方の前に押さえておこう！

● 手足のほてりが知覚異常に起因していることが疑われる場合は，脱力などの運動障害がないかなど，神経内科領域の疾患を確認しましょう。

● 手足のほてりのほかに，どのような随伴症状があるのかを問診で把握することが，処方鑑別につながります。

● 手足のほてりを自覚的に訴えても，他覚的には熱感がなく，逆に冷えている場合もあるため，実際にほてりを訴える部位を触診することが大切です。

1 手足のほてりとは？ なぜ起こる？

■ 温度感覚の知覚異常は，末梢神経障害の場合があります。また，脱力などの運動障害や，筋硬直などの錐体外路系の障害がないかなどの随伴症状を確かめましょう。

■ 手足のほてりのほか，局所の発赤や灼熱痛を伴う場合は，肢端紅痛症を考えます。原因不明の特発性と，赤血球増加症，動脈硬化症，高血圧，糖尿病，膠原病に伴う二次性のものがあります。

■ 交感神経系が末梢側優位に障害された場合には，支配領域の皮膚血管の拡張や熱感が認められます。

■ 更年期障害では，エストロゲン減少に伴い，血管運動神経の失調によって，ほてりの症状が出現します。

■ 明らかな原因を特定できない手足のほてりも多いです。

2 漢方医学の考え方は？

① 寒熱と虚実

■ 漢方医学における病態把握の方法のひとつである「寒・熱」でみた場合，「ほてり」は「熱証」でみられやすい症状です。しかし，熱証のような症状を訴えても，実際は「寒証」である場合があります。これを「真寒仮熱」といい，身体の熱感を訴えても，四肢が冷たかったり，口渇があっても温かい飲み物を好んだりします。

■ 「ほてり」には「実熱」と「虚熱」があります（表1）。手足のほてりは，虚熱でみられやすい症状です。

表1　実熱と虚熱の比較

熱証	病態	症状	処方例
実熱	発熱など身体の炎症を反映した所見	暑がり，顔面紅潮，熱感，発汗，口渇多飲，冷たいものを好む，尿が濃い，便が硬い	● 黄連解毒湯 ● 白虎加人参湯
虚熱	慢性消耗性疾患などに伴うほてり	頬の赤み，体（胸部など）・手掌・足底のほてり，寝汗，口渇（多飲なし），乾燥症状（のど・口唇・皮膚）	● 八味（地黄）丸 ● 小建中湯 ● 清暑益気湯

■ 足が冷えている場合でも，自覚的にほてり感を訴えることがあります。漢方医学では，ほてりと冷えは紙一重と考えます。たとえば，八味（地黄）丸は，手足が日中には冷えて，夜間ほてるといった，両方の症状を訴える場合にも使用されます。

② 煩熱について

■ 煩わしい熱感を「煩熱」と言います。「煩熱」では，地黄や山梔子を含む処方が用いられます（山梔子の副作用については☞12頁参照）。

■ 地黄が含まれる処方は，八味（地黄）丸，牛車腎気丸，三物黄芩湯のほか，炙甘草湯や十全大補湯などがあります。山梔子を含む処方には，黄連解毒湯や加味逍遙散などがあります。

■ 十全大補湯は，慢性消耗性疾患にみられる微熱や熱感など，「五心煩悶（四肢と胸のあたりが苦しくて落ちつかない）」の状態に用いられます。

■ 四肢と胸のあたりにほてりを感じる（五心煩熱）病態は，加味逍遙散や清心蓮子飲の原典に記載されています。

■ 補中益気湯や清暑益気湯でみられるほてりは虚証のほてりであり，「身熱して煩し」と表現されています。

ちょこっとmemo

古典の記載を実際の臨床に応用する漢方治療

◉ 漢方治療では，古典の記載を実際の臨床にいかに応用して考えるかが大切です。

◉ たとえば，温経湯の原典には「手掌のほてり」に用いると記載されていますが，これを実際の臨床では，手掌だけでなく，足底のほてりにも応用できます。

◉ また，小建中湯の原典に「手足のほてり」が記載されていますが，これを，小建中湯だけに限らず，黄耆建中湯，当帰建中湯などの建中湯類の証に使用することができます。同じく，小柴胡湯についても，柴胡桂枝湯，柴胡加竜骨牡蛎湯などの柴胡剤の証に汎用することができます。

◉ 古典の記載を応用することで，西洋医学的に治療が困難な病態についても対処できる場合があるのです。

（木村容子）

■10章：小児の患者さんでどう使う？

34 いわゆる虚弱児

良い適応となるのは？

- よく風邪をひいて治りにくい，よく下痢をする（またはコロコロの便秘），すぐ疲れる，食が細く体重が増えない，顔色が悪いなど，何となく弱々しい小児には漢方薬が良い適応になります。

処方薬はこれ！ | **第一選択** | ▶ 年少児には**小建中湯**（しょうけんちゅうとう），年長児には**柴胡桂枝湯**（さいこけいしとう）

第一選択薬が効かないときや，その他の特徴的な症候を示している例には？

- ▶ 冷えが強い／下痢傾向／唾液がたまる ➡ **人参湯**（にんじんとう）
- ▶ 食欲がわかない／下痢傾向 ➡ **六君子湯**（りっくんしとう）
- ▶ 手足がだるい／目つきに力がない／声に張りがない ➡ **補中益気湯**（ほちゅうえっきとう）
- ▶ 車酔いしやすい ➡ **五苓散，苓桂朮甘湯**（ごれいさん，りょうけいじゅつかんとう）
- ▶ めまい／朝礼でよく倒れる ➡ **苓桂朮甘湯**（胃腸虚弱タイプには**半夏白朮天麻湯**（はんげびゃくじゅつてんまとう））
- ▶ 水様鼻汁をよく垂らしている／ゼイゼイする／冷え傾向 ➡ **小青竜湯**（しょうせいりゅうとう）
- ▶ 顔色良く一見元気だが，ゼイゼイする ➡ **麻杏甘石湯**（まきょうかんせきとう）
- ▶ 咳払いが多い／気管支喘息の"体質改善"／ストレスで症状悪化 ➡ **柴朴湯**（さいぼくとう）
- ▶ よく扁桃腺が腫れる ➡ 急性期は**小柴胡湯加桔梗石膏**（しょうさいことうかききょうせっこう），慢性期は**柴胡清肝湯**（さいこせいかんとう）
- ▶ （胃腸虚弱のない）成長障害 ➡ **六味丸**（ろくみがん）
- ▶ 癇癪持ち（かんしゃく）／眉をひそめる／落ちつかずに動き回っている ➡ **抑肝散加陳皮半夏**（よくかんさんかちんぴはんげ）

処方の前に押さえておこう！

- 漢方エキス製剤には，賦形剤として乳糖やトウモロコシデンプンなどが含まれています。また，製薬メーカーごとに賦形剤の種類や量が異なります。
- 乳糖不耐症のお子さんや，トウモロコシにアレルギーを持っているお子さんに対して漢方エキス製剤を使用する際には，賦形剤の種類の確認を忘れずに！

1 虚弱児とは？

- ■「虚弱児」とは，医学上の明確な定義はなく，多くは体調不良などの理由で学校を休みがちな児童生徒に対して使われてきた言葉です。病気にかかりやすく治りにくい，発熱・頭痛・腹痛などの症状をしばしば訴える，疲れやすく回復が遅い，神経質，無気力，発育不良がみられるなどの児童を，身体虚弱者としてきました。

- ■生後6カ月〜1歳過ぎになると，「最近風邪をひきやすい」と訴える例が多くなってきます。経胎盤免疫がある程度残っている期間の乳児はあまり感冒にかかりませんが，その期間が過ぎれば，赤ちゃん会や保育所などで接触の機会が増えた分，感染する機会も頻回になります。

- ■発熱が持続したり細菌感染を繰り返したりする場合は，重症感染症や免疫不全などの基礎疾患の存在を疑いますが，治りかけに新たな感染が重なり，結果として長期化する場合は通常よくみられるものです。

- ■虚弱児とは異なりますが，このような場合にも漢方治療を行っていくと，「風邪をひいても熱を出さなくなった」「治りが早くなった」「ぐったりしなくなった」という形で効果が現れてきます（感冒に対する漢方処方は別項 **2章02**，**4章10** などをご参照下さい）。

2 漢方医学の考え方は？

①「気」とは？

- ■人の身体を養う働きを持つ「気血水」のうち，目には見えない生命エネルギーのようなものを「気」と呼びます。この「気」のうち，体表を保護・防衛して外邪（病気の原因となるもの）の侵入を防ぐ働きをするものを「衛気」と呼びます。

- ■「気」が満たされていれば，「衛気」も十分働いてウイルス感染など外邪による体調不良を防げますが，何らかの理由で「気」が減少して「気虚」の状態になると，外邪の攻撃を受けやすくなり，風邪をひきやすくなったり，疲れやすくなったりします。

- ■気の供給は大きく分けて，出生前に両親から受け継いだ生命力としての「先天の気」と，出生後に食事や呼吸によって外から取り込む「後天の気」に分けられます。

②いわゆる虚弱児の漢方処方

- ■出生後早期から成長障害がみられるなど，先天的に虚弱な状態が考えられる場合は六味丸などを使用しますが，胃腸虚弱による吸収障害などが考えられる場合は，胃腸の働きを補う小建中湯，人参湯，六君子湯，補中益気湯などを使用します。

- ■胃腸虚弱などはなく，幼稚園〜小学生頃になって咽頭炎・中耳炎などを繰り返したり，扁桃腺やリンパ節腫脹などを繰り返したりする子どもには，柴胡桂枝湯をはじめとする

「柴胡剤（柴胡という生薬が配合された漢方薬）」が頻用されます。体格や証に応じて使用する漢方薬が異なってきますから，**表1**を参考に選択して下さい。

表1　代表的な柴胡剤とその適応

	実証	実～中間	中間証	中間～虚	虚証
胸脇苦満	++	+	+～±	±	−
腹直筋の緊張	−	+	−	+～±	±～−
便秘傾向	+	±	−	−	−
適応する漢方薬	大柴胡湯	四逆散	小柴胡湯	柴胡桂枝湯	補中益気湯
その他の処方	精神症状がある場合は柴胡加竜骨牡蛎湯		扁桃腺炎がある場合は小柴胡湯加桔梗石膏，柴胡清肝湯		精神症状がある場合は柴胡桂枝乾姜湯

■ 小児は，成人と比べて体内の水分量が比較的多い状態になっています。漢方でも小児の疾患には水の分布異常（水毒）によるとされるものが多く，乗り物酔い，めまい，天候不良時に症状が悪化するものなどは，水毒と考えます。この場合には，茯苓，朮（白朮，蒼朮），沢瀉など水毒を改善する生薬が配合された，五苓散，苓桂朮甘湯，半夏白朮天麻湯などの漢方薬を使用します。

ちょこっとmemo

嘔吐下痢症には五苓散

◉ 冬場になるとウイルス性腸炎が流行します。嘔吐や下痢が頻回となり，経口補水を試みてもすぐに嘔吐してしまい，制吐薬も無効で，症状の程度によっては点滴による補液が必要になることもあります。

◉ 漢方の古典に「渇して水を飲まんと欲すれど，水入ればすなわち吐する者は，名付けて水逆という。五苓散，これをつかさどる」と記載されており，のどが渇いて水分摂取をしてもすぐに吐いてしまう状態に五苓散が著効するとしています。

◉ 辛そうだけれど，まだ点滴補液の適応というほどではない場合には，お湯で溶いた五苓散をしっかり冷ましてから少量ずつ飲んでもらうとよいでしょう。内服後1，2回吐くことがあっても，根気よく飲んでもらうと大抵おさまります（ただし，既に点滴補液が必要なほど脱水が進行している場合には，漢方は無効なことが多いため，無理せず点滴で補液することをお勧めします）。

反復性中耳炎に十全大補湯

◉ 乳幼児（特に2歳未満）において，中耳炎に何度も罹患する児がいます。必要に応じて抗菌薬の投与や鼓膜換気チューブ留置が検討されますが，漢方薬での治療も効果があります。

◉ 『小児急性中耳炎診療ガイドライン』に，反復性中耳炎に対する十全大補湯の有効

性が記載されています。反復性中耳炎の児を対象にRCTを行い，十全大補湯の非投
与群と比べて投与群で急性中耳炎罹患回数が有意に減少した報告などをもとに，推
奨される治療としています。
- 乳児の肛門周囲膿瘍でも，排膿が持続したり反復したりする例では十全大補湯で症
状改善，反復予防につながる例が多く，繰り返す感染症に十全大補湯は重要な選択
肢となります。

■最後に，より広く，小児の漢方療法に興味がある方へ参考文献を紹介します。

文 献
1) 広瀬滋之：小児科疾患漢方治療マニュアル これだけは知っておきたい実践診療のコツ. 名著出版, 2016.
2) 西村 甲：臨床漢方小児科学. 南山堂, 2016.
3) 黒木春郎：実践 子どもの漢方. 日本医事新報社, 2018.

（藤井泰志）

索 引

欧 文

A

AQP（aquaporin）29, 73

C

C点 132
cost saving 3

I

ICD-11 1
ISO（International Organization for
　Standardization）2

和 文

あ

アクアポリン（AQP）29, 73
アレルギー性結膜炎 94
アレルギー性鼻炎 58, 87
阿膠 3
悪夢 63, 68
安中散 39, 106

い

いわゆる虚弱児 149
イレウス 18, 47
胃食道逆流症 39, 58, 90
胃腸虚弱 28, 42, 103, 137
胃内停水 37, 43
胃部振水音 96
胃もたれ 35
易怒性 77
易疲労 19
一次性頭痛 71
咽喉頭異常感 90
陰証 4
陰陽 4, 136
茵蔯五苓散 118

う

うつ症状 80

え

エフェドリン 57, 87
エボジアミン 73
衛気 150
越婢加朮湯 88, 128
円皮鍼 132

お

瘀血 6, 29, 105, 131
　――の腹証 11, 29, 100
悪心 42
黄耆建中湯 26, 89
黄芩 37, 53
黄連 37, 53
黄連解毒湯 68, 115
嘔吐下痢症 151
往来寒熱 25
温熱剤 142
温服 45
温補剤 74

か

かゆみ 115

がん対策加速化プラン 2

カリウムイオン競合型アシッドブロッカー 40

過敏性腸症候群 47, 51, 53

加味帰脾湯 21, 80

加味逍遙散 21, 90, 107, 136, 145

外邪 131, 150

肩関節痛 129

肩こり 134

葛根湯 134

葛根湯加川芎辛夷 58, 89

肝鬱 131

肝脾不和 33

乾姜 53

寒湿 123, 131

寒熱 6, 74, 147

寒冷刺激 47, 49

漢方薬同士の併用 128

き

気鬱 6, 21, 61, 75, 80, 138

気逆 6, 85, 116

気虚 6, 20, 99, 150

気血水 6, 116, 136

　　——異常時に現れる症候と治療 7

気剤 69, 127

基礎体温 104

機能性ディスペプシア 46

偽アルドステロン症 15, 28, 78

休作有時 132

巨骨 132

虚実 5

虚証 5

　　——の徴候 25

虚熱 147

虚労 64, 68

驚悸 64

胸脇苦満 11, 21, 49, 82

胸痛 60

狭心症 61, 126

金匱要略 9, 64, 112

筋痙攣 140

筋肉痛 140

く

駆瘀血剤 11, 100, 131

け

下痢 51

桂枝加芍薬湯 50, 52

桂枝加(苓)朮附湯 131, 136, 137

桂枝茯苓丸 29, 103, 127, 134

血虚 6, 117

　　——の病態を示唆する症候 24

血痺 138

月経困難 103

月経不順 103

倦怠感 19

こ

五行説 59

五積散 123

五心煩熱 147

五心煩悶 147

五臓 8

　　——の機能 8

五苓散 27, 42, 70, 151

牛車腎気丸 101, 121, 137

呉茱萸湯 70

向精神薬 81

香蘇散 21, 26, 61

行動心理症状 77

更年期障害 107

抗ヒスタミン薬 115, 118

国際標準化機構(ISO) 2

さ

臍下不仁 138

臍上悸 11, 69, 96

臍傍 11, 47

柴胡加竜骨牡蛎湯 63, 92, 136

柴胡桂枝乾姜湯 64, 68, 82

柴胡桂枝湯 53, 149

柴胡剤 5, 132, 151

柴朴湯 55, 90

山梔子 12, 147

酸棗仁湯 68

し

しびれ 137

四逆散 49, 53, 136

四君子湯 34

四診 9

　——における診察内容 9

四物湯 85, 117

歯痕舌 10

支持療法 2

地黄 147

自律神経失調症状 43, 98, 108

実証 6

実熱 147

瀉心湯類 44

芍薬甘草湯 49, 106, 140, 142

芍薬甘草附子湯 128, 140

十全大補湯 20, 26, 147, 151

宿食 36, 44

処方レベルでの副作用 12

傷寒論 9, 14, 132

小建中湯 145, 149

小柴胡湯 13, 58, 132

小青竜湯 87, 94

小半夏加茯苓湯 43, 92

小腹拘急 100

小腹鞕満 131

小腹不仁 100, 127, 140

生薬レベルの副作用 12

上熱下冷 108, 123, 140

食傷 33

食欲不振 31

津液 51

心下振水音 11

心下痞鞕 11

心身一如 48

心臓神経症 61

真寒仮熱 147

神経過敏 61, 63, 83

腎関 132

腎虚 2, 100, 122

参耆剤 22

蕁麻疹 118

す

頭痛 70

水湿 131

水毒 6, 43

睡眠障害 67

せ

正中芯 11

咳 55

切診 9

舌診 9

　——の所見 10

舌苔 10

疝 50

前庭性片頭痛 75

そ

疎経活血湯 123, 131, 137

早期飽満感 36

相生相剋関係 59

た

ダイゼイン 136

大黄 52, 127

大黄甘草湯 51

大柴胡湯 21, 133, 136

痰 55

男性不妊 114

ち

血の巡り 105, 138

釣藤散 75, 134

腸内細菌 54

て

ティーエスワン® 97

手足のほてり 145

伝統医学 1

と

当帰飲子 115

当帰四逆加呉茱萸生姜湯 49, 101, 136

当帰芍薬散 29, 103, 111

動悸 60, 63

に

二次性頭痛 71

二朮湯 129, 131

人参剤 20

ね

寝汗 23

の

脳腸相関 48

は

排尿困難 98

梅核気 92

麦門冬湯 55, 59, 90

八味（地黄）丸 98, 121, 137, 145

発汗 23

鼻水 87

半夏厚朴湯 60, 63, 80, 90

半夏瀉心湯 31, 54, 58

半夏白朮天麻湯 83, 86

半表半裏証 6

煩熱 147

反復性中耳炎 151

ひ

脾 8, 33

脾胃の虚 33

脾虚 11, 43

非びらん性胃食道逆流症 39

膝関節痛 124

表証 6

頻尿 98

ふ

フレイル 2

プロスタグランジン 104

プロトンポンプ阻害薬 40, 48, 92

賦形剤 149

浮腫 27

婦人の三大処方 112

不定愁訴 19, 107

不妊 111

　　——症によく用いられる漢方薬 113

不眠 66

　　——の原因 67

附子 88, 139

風寒 131

風湿 122

腹診 11, 49

腹中雷鳴 96

腹直筋緊張 82

腹痛 46

腹皮拘急 11

腹部動悸 65, 82

腹部膨満感 46

聞診 9

へ

便秘 51

ほ

ホットフラッシュ 108, 145

ホルモン補充療法 109, 110

補瀉 22

補中益気湯 19, 23

補脾剤 74

防已黄耆湯 26, 124

芒硝 53

望診 9

ま

麻黄剤 69, 88, 126

麻杏薏甘湯 123, 140

み

脈診 65

む

胸焼け 39

め

めまい 75, 83

瞑眩 14

も

木防已湯 58

問診 9

よ

陽証 4

腰痛 121

抑肝散 66, 77, 80

り

理気剤 92

裏急後重 53

裏証 6

利水剤 28, 85, 141

六君子湯 31, 34, 35, 39

　　――の記載を含むガイドライン 38

　　――の薬理作用 37

流涙症 94

苓桂朮甘湯 83

良性発作性頭位めまい症 84

れ

冷服 45

わ

和解 6

157

次号予告

jmedmook 65 腹部超音波診断スキルアップ

2019年12月25日発行！

著者　小川眞広（日本大学病院消化器内科科長／超音波室長）
　　　金子真大（日本大学病院消化器内科）

CONTENTS

第1章　腹部超音波検査で正しい診断を下すための基礎知識
1. 超音波診断装置の検査環境について──超音波検査をする前に
2. 画像保存の仕方──超音波画像の保存は必要か?
3. 画質調整の仕方──綺麗な画像を出すには何を調節するのか?
4. 超音波スクリーニング検査の"みかた"
5. 超音波検査結果の"みかた"
6. 救急外来での"みかた"

第2章　肝臓の"みかた"
1. 総説：肝臓の"みかた"
2. 急性肝障害の"Focus Point"
3. 慢性肝障害の"Focus Point"
4. 肝脂肪化の"Focus Point"

第3章　肝腫瘤性病変の"みかた"
1. 総説：肝腫瘤性病変の"みかた"

A：良性疾患の"みかた"
1. 肝嚢胞性疾患の"Focus Point"
2. 肝膿瘍の"Focus Point"
3. 肝血管腫の"Focus Point"
4. 肝細胞腺腫の"Focus Point"
5. 限局性結節性過形成（FNH）の"Focus Point"
6. 血管筋脂肪腫の"Focus Point"

B：悪性腫瘍の"みかた"
1. 早期肝癌（20mm未満）の"Focus Point"
2. 古典的肝癌（20mm以上）の"Focus Point"
3. 肝細胞癌の肝内浸潤の"Focus Point"
4. 肝細胞癌破裂の"Focus Point"
5. 肝内胆管癌の"Focus Point"
6. 混合型肝細胞癌の"Focus Point"
7. 転移性肝腫瘍の"Focus Point"

第4章　胆道疾患の"みかた"
1. 総説：胆道の"みかた"
2. 胆石症の"Focus Point"
3. 急性胆嚢炎の"Focus Point"
4. 慢性胆嚢炎の"Focus Point"
5. 胆嚢ポリープの"Focus Point"
   1) コレステロールポリープの"Focus Point"
   2) 胆嚢腺腫の"Focus Point"
6. 胆嚢腺筋腫症の"Focus Point"
7. 胆嚢癌の"Focus Point"
8. 胆管癌の"Focus Point"

第5章　膵疾患の"みかた"
1. 総説：膵臓の"みかた"

A：膵炎の"みかた"
1. 急性膵炎の"Focus Point"
2. 慢性膵炎の"Focus Point"
3. 自己免疫性膵炎の"Focus Point"

B：膵腫瘤性病変の"みかた"
1. 膵嚢胞性腫瘍の"みかた"
   1) 膵管内乳頭粘液性腫瘍（IPMN）の"Focus Point"
   2) 粘液性嚢胞腫瘍（MCN）の"Focus Point"
   3) 漿液性嚢胞腫瘍（SCN）の"Focus Point"
2. 膵充実性腫瘍の"みかた"
   1) 神経内分泌腫瘍（NET）の"Focus Point"
   2) 膵癌の"Focus Point"
   3) solid pseudopapillary neoplasm（SPN）の"Focus Point"

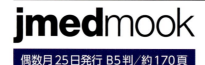

jmedmook
偶数月25日発行　B5判／約170頁

定価（本体3,500円+税）　送料実費
〔前金制年間（6冊）直送購読料金〕
21,000円+税　送料小社負担

編著 佐藤 弘(さとう・ひろし)
新潟医療福祉大学医療経営管理学部医療情報管理学科教授

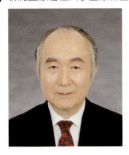

【プロフィール】
昭和49年 東京大学医学部卒業
昭和52年 同大学医学部第三内科入局
昭和56年 東京大学医学部附属病院第三内科において漢方診療を開始
昭和57年から58年まで 北里研究所附属東洋医学総合研究所で研修
昭和60年 東京女子医科大学附属第二病院助手，のち講師を経て助教授
平成 4年 東京女子医科大学附属東洋医学研究所助教授
平成16年 同東洋医学研究所教授
平成17年 同東洋医学研究所所長となる
平成25年 新潟医療福祉大学教授・東京女子医科大学名誉教授
平成27年より 日本東洋医学会会長(〜令和元年まで)

日本東洋医学会認定専門医・指導医，日本内科学会認定内科医，日本消化器病学会認定消化器病専門医，日本肝臓学会認定肝臓専門医

---

jmed mook 64

あなたも名医！
よくある症状の治療選択肢にプラス！
漢方を使いこなそう ver.2

ISBN978-4-7849-6664-6 C3047 ¥3500E
本体 3,500円＋税

2019年10月25日発行 通巻第64号

編集発行人　梅澤俊彦
発行所　　　日本医事新報社　www.jmedj.co.jp
　　　　　　〒101-8718　東京都千代田区神田駿河台2-9
　　　　　　電話 (販売) 03-3292-1555　(編集) 03-3292-1557
　　　　　　振替口座　00100-3-25171
印　刷　　　ラン印刷社

© Hiroshi Sato　2019 Printed in Japan

・本書の複製権・翻訳権・上映権・譲渡権・公衆送信権(送信可能化権を含む)は(株)日本医事新報社が保有します。

　＜(社)出版者著作権管理機構 委託出版物＞
本書の無断複写は著作権法上での例外を除き禁じられています。複写される場合は，そのつど事前に，(社)出版者著作権管理機構(電話 03-3513-6969，FAX 03-3513-6979，e-mail:info@jcopy.or.jp)の許諾を得てください。

電子版のご利用方法

巻末の袋とじに記載されたシリアルナンバーで，本書の電子版を利用することができます。

手順①：日本医事新報社 Web サイトにて会員登録（無料）をお願い致します。
（既に会員登録をしている方は手順②へ）

> 日本医事新報社 Web サイトの「Web 医事新報かんたん登録ガイド」でより詳細な手順をご覧頂けます。
> www.jmedj.co.jp/files/news/20180702_guide.pdf
>
>

手順②：登録後「マイページ」に移動してください。
www.jmedj.co.jp/mypage/

「マイページ」
↓
マイページ中段の「電子コンテンツ」より電子版を利用したい書籍を選び，右にある「SN 登録・確認」ボタン（赤いボタン）をクリック

↓

表示された「電子コンテンツ」欄の該当する書名の右枠にシリアルナンバーを入力

↓

下部の「確認画面へ」をクリック

↓

「変更する」をクリック

会員登録（無料）の手順

1 日本医事新報社 Web サイト（www.jmedj.co.jp）右上の「会員登録」をクリックしてください。

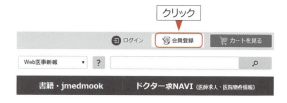

2 サイト利用規約をご確認の上（1）「同意する」にチェックを入れ，（2）「会員登録する」をクリックしてください。

3 （1）ご登録用のメールアドレスを入力し，（2）「送信」をクリックしてください。登録したメールアドレスに確認メールが届きます。

4 確認メールに示された URL（Web サイトのアドレス）をクリックしてください。

5 会員本登録の画面が開きますので，新規の方は一番下の「会員登録」をクリックしてください。

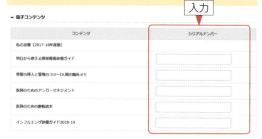

6 会員情報入力の画面が開きますので，（1）必要事項を入力し（2）「（サイト利用規約に）同意する」にチェックを入れ，（3）「確認画面へ」をクリックしてください。

7 会員情報確認の画面で入力した情報に誤りがないかご確認の上，「登録する」をクリックしてください。